T0222186

Psychoherzchirurgie

Mark-Alexander Solf

Psychoherzchirurgie

Krankheitsverarbeitung
kardiochirurgischer Patienten

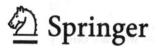

Mark-Alexander Solf
München, Deutschland

Zugl.: Dissertation, TU München, 2016

ISBN 978-3-658-16486-7   ISBN 978-3-658-16487-4   (eBook)
DOI 10.1007/978-3-658-16487-4

Die Deutsche Nationalbibliothek verzeichnet diese Publikation in der Deutschen National-
bibliografie; detaillierte bibliografische Daten sind im Internet über http://dnb.d-nb.de abrufbar.

Gedruckt auf säurefreiem und chlorfrei gebleichtem Papier

Springer ist Teil von Springer Nature
Die eingetragene Gesellschaft ist Springer Fachmedien Wiesbaden GmbH
Die Anschrift der Gesellschaft ist: Abraham-Lincoln-Str. 46, 65189 Wiesbaden, Germany

Vorwort und Danksagung

Heute ist die Psychokardiologie als medizinische Disziplin fest etabliert und man versteht zunehmend besser, wie sehr die Psyche und das Herz in Wechselwirkung miteinander stehen. Die Psychokardiologie steht dem technologischen, pharmakologischen und somatischen Fortschritt der modernen Medizin unterstützend zur Seite. Sie sollte als additiver, fächerübergreifender und ganzheitlicher Ansatz gesehen werden, welcher Krankheit als umfassenden biopsychosozialen interaktionalen Prozess begreift. Der Begriff Psychoherzchirurgie, obgleich im medizinischen Sprachgebrauch ein Neologismus, erhebt nicht den Anspruch einer eigenständigen Fachdisziplin. Er wurde gewählt, um die Bedeutung des biopsychoszialen Krankheitsprozesses von der inneren Medizin auf die chirurgische Disziplin zu übertragen.

Aufgrund dessen wurden in der vorliegenden Arbeit herzchirurgische Patienten zur Evaluation der spezifischen psychischen Belastung und konsekutiven Krankheitsverarbeitung herangezogen.

Der Herzpatient von heute ist aufgeklärter denn je. Sein persönliches, biopsychosoziales Krankheitsverständnis ist längst etabliert. Gleiches erwartet er auch (zurecht) von seinem Arzt.

In erster Linie gilt mein Dank Frau Prof. Dr. med. Brigitte Gansera (Oberärztin der Klinik für Herzchirurgie des Städtischen Klinikums München – Klinikum Bogenhausen). Ohne ihre stets außerordentliche Unterstützung in jeglicher Form wäre die vorliegende Arbeit undenkbar gewesen. Ich freue mich, sagen zu dürfen, mich somit nicht nur bei einer herausragenden Herzchirurgin und akademischen Betreuerin bedanken zu dürfen, sondern auch bei einer wahren Freundin.

Ich danke meinem Doktorvater Herrn Prof. Dr. Walter Eichinger (Chefarzt der Klinik für Herzchirurgie des Städtischen Klinikums München – Klinikum Bogenhausen) für die freundliche Überlassung des Themas und die hervorragende Betreuung, Unterstützung und Zusammenarbeit.

Mein weiterer Dank gilt meiner Kollegin Frau Dr. med. Laura Sophie Gansera für das stets offene Ohr und die kollegiale Zusammenarbeit in herzchirurgischen und kardiologischen Fragen.

Nicht zuletzt bedanke ich mich herzlichst bei meinen Eltern und meiner Schwester, ohne deren liebevolle Worte und Taten mein Studium nicht möglich gewesen wäre.

Dr. med. Mark-Alexander Solf

Inhaltsverzeichnis

Tabellenverzeichnis

Abkürzungsverzeichnis

↑	erhöht
↓	erniedrigt
A.	Arteria
Aa.	Arteriae
ACE	Angiontensin Converting Enzyme
ACI	Arteria carotis interna
ACS	Akutes Koronarsyndrom
AG	Arbeitsgruppe
AMI	Akuter Myokardinfarkt
ANP	atrial natriuretic peptide
ant.	anterior, anterius, anteriores
AP	Angina pectoris
ARB	Angiontensin-Rezeptorblocker
art.	arterielle
AS	Aortenklappenstenose
ASD	Atrium Septum Defekt
ASS	Acetylsalizylsäure
AWMF	Arbeitsgemeinschaft der Wissenschaftlichen Medizinischen Fachgesellschaften
bearb.	bearbeitet
BMI	Body-Mass-Index
BUN	in 1 Mol Harnstoff enthaltener Stickstoff
CABG	Coronary Artery Bypass Graft
CV	cardiovaskulär
D	Durchmesser
D.m.	Diabetes mellitus
DES	Drug Eluting Stents
dex.	dextra, dexter

DGK	Deutsche Gesellschaft für Kardiologie
DKPM	Deutsches Kollegium für Psychosomatische Medizin
DS-CT	Dual-Source Computertomographie
DSM IV	Diagnostic and Statistical Manual of Mental Disorders
EBM	Evidenzbasierte Medizin
EF	Ejektionsfraktion
EKG	Elektrokardiogramm
FKV	Freiburger Fragebogen zur Krankheitsverarbeitung
HDL	high densitiy lipoprotein
HMG-CoA-Reduktase	3-Hydroxy-3-Methylglutaryl-Coenzym-A-Reduktase
HZV	Herzzeitvolumen
IBM	International Business Machines Corporation
ICD-10	Die Internationale statistische Klassifikation der Krankheiten und verwandter Gesundheitsprobleme, 10
ICR	Interkostalraum
IGT	impaired glucose tolerance
inf.	inferior
int.	interna
IVUS	intravaskulärer Ultraschall
J.	Jahre(n)
KHK	koronare Herzkrankheit
KÖF	Klappenöffnungsfläche
KV	Krankheitsverarbeitung
LAD	Left anterior descending artery
LCA	Left coronary artery
LDL	low densitiy lipoprotein
m	männlich
m/s	Meter pro Sekunde
MCL	Medioklavikularlinie
MIDCAP	Minimally Invasive Direct Artery Bypass

mmHg	Millimeter Quecksilbersäule
MR	Magnetresonanz
MRT	Magnetresonanztomographie
MS-CT	Mehrschicht-Spiral Computertomographie
MVO2	myokardialer Sauerstoffverbrauch
n.	nach
NaSSA	noradrenerge und spezifisch serotonerge Antidepressiva
NIDDM	nicht-insulin-abhängiger Diabetes melltius
Nr.	Nummer
NSTEMI	Nicht-ST-Hebung-Myokardinfarkt
NVL	Nationale Versorgungsleitlinie
NYHA	New York Heart Association
ÖKG	Österreichische Gesellschaft für Kardiologie
OPCAP	Off Pump Coronary Artery Bypass
p.m.	Punctum maximum
PAP	pulmonalarterieller Druck
post.	posterior, posterius, posteriores
PTCA	Perkutane transluminale coronare Angioplastie
RCA	Right coronary artery
RCX	Ramus circumflexus
RF	Regurgitationsfraktion
SD	Standard deviation (Standardabweichung)
SI	Standard-Instruktion
sign.	signifikant(e)(r)
sin.	sinistra, sinister
SM	Schrittmacher
SPSS	Superior Performing Software System
SSRI	Selektiver Serotonin Reuptake Inhibitor
stat.	statistisch
STEMI	ST-Hebung-Myokardinfarkt
SV	Schlagvolumen

Tab.	Tabelle
TAG	Triglyceride
TEE	transösophageale Echokardiografie
UAW	unerwünschte Arzneimittelwirkungen
UICC	Union International Contre Le Cancer
USA	United States Of America
V.	Vena
VHF	Vorhofflimmern
Vmax	maximale transvalvuläre Flussgeschwindigkeit
w	weiblich
WHO	World Health Organization
ZNS	Zentrales Nervensystem

Zusammenfassung

Hintergrund: Im Jahr 2009 starben mehr als 55.000 Menschen in der Bundesrepublik Deutschland an einem akuten Myokardinfarkt. Durch den stetigen technischen und pharmakologischen Fortschritt der Medizin steigt die Überlebensrate nach einem Infarktgeschehen erfreulicherweise kontinuierlich an (> 60%). So geht man davon aus, dass zurzeit etwa 1,5 Millionen Deutsche im Alter zwischen 30 und 79 Jahren bereits mindestens einen Infarkt erlitten haben. Dieses erhebliche Patientenklientel ist als Bruchteil der Herzpatienten zu verstehen, die von einer fächerübergreifenden, ganzheitlichen Therapie aus somatischer und psychosozialer Medizin profitieren. Als Vertreter des biopsychosozialen Therapiekonzepts steht die Psychokardiologie in Deutschland noch in ihren Anfängen und ist dennoch aus den Köpfen ganzheitlich fortschrittlich denkender Herzspezialisten nicht mehr wegzudenken [Albus, 2011]. Ziel der vorliegenden Arbeit war die Identifizierung potentieller Interaktionen sozialer, psychosozialer und anderer Persönlichkeitsmerkmale mit definierten Krankheitsverarbeitungsstrategien, um die Individualität des einzelnen Herzkranken und dessen möglichen Profit von einer dualen somato-psychischen Therapie zu unterstreichen.

Methode: In der vorliegenden Arbeit wurden mittels des Fragebogens FKV-102 zwölf Krankheitsverarbeitungsstrategien herzchirurgischer Patienten untersucht. Zwischen 05/10 und 03/12 wurden 101 Patienten (m = 75/w = 26) der Klinik für Herzchirurgie des Städtischen Klinikums München, Klinikum Bogenhausen für das eigene Kollektiv rekrutiert. Die Ergebnisse des eigenen Kollektivs wurden mit Daten aus der Literatur verglichen (319 Patienten insgesamt; 212 Dialysepatienten/107 Brustkrebspatientinnen).

Ergebnisse: Innerhalb des eigenen Kollektivs sowie zwischen diesem und dem Vergleichskollektiv der Literatur zeigten sich signifikante Unterschiede, beispielsweise bezüglich der Coping-Modi „Problemanalyse und Lösungsverhalten", „Depressive Verarbeitung", „Religiosität und Sinnsuche" oder auch „Compliance-Strategien u. Arztvertrauen". Interessanterweise zeigte sich über alle Coping-Modi des FKV-102 hinweg kein geschlechtsspezifischer signifikanter Unterschied.

Schlussfolgerung: Statistisch signifikante Ergebnisse dieser Arbeit unterstreichen die Individualität der menschlichen Persönlichkeit im Umgang mit einer Herzkrankheit. Dennoch scheinen bestimmte Cluster aus der Literatur bestätigt, so dass beispielsweise der inverse Zusammenhang zwischen dem sozialen Status und der depressiven Verarbeitungsreaktion als gesichert angenommen werden darf. In jedem Fall scheint eine standardmäßige Evaluierung der

Psychohygiene herzkranker/herzchirurgischer Patienten sinnvoll, um etwaige negative Krankheitsverabeitungsstrategien zu detektieren und ggf. fächerübergreifend tätig zu werden.

Die Resultate der vorliegenden Arbeit sind als Pilotstudie für ein herzchirurgisches Kollektiv zu sehen. Im Vergleich zwischen dem eigenen Kollektiv und jenem aus der Literatur liegt eine Limitation dieser Arbeit. Der Vergleich zwischen herzoperierten und interventionell kardiologisch versorgten Patienten soll Ziel weiterführender Studien sein.

Im Folgenden werden die Grundlagen dieser Arbeit vorgestellt, deren Ergebnisse diskutiert und dabei ins Verhältnis mit der aktuellen psychokardiologischen Datenlage gesetzt. Des Weiteren werden die 12 Coping-Modi des FKV-102 subjektiv in gesundheitsförderliche und gesundheitsnachträgliche Strategien gruppiert und der Versuch unternommen diese Einteilung zu objektivieren. Ebenfalls wird die aktuelle Datenlage psychosozialer Interaktionen von Dialysepatienten und Brustkrebspatientinnen diskutiert (Vergleichskollektiv von F.A. Muthny aus dem Jahr 1989).

Ausgewählte Daten dieser Arbeit wurden als Kongressbeitrag (Poster) folgendermaßen präsentiert:

Thorac cardiovasc Surg 2013; 61 – OP155
DOI: 10.1055/s-0032-1332394

When heart needs soul. A single-center study using the "Freiburg Questionnaire of Coping with illness" (FKV-102) in 101 patients after cardiac surgery

B Gansera, MA Solf, HC Weiland, A Hapfelmeier, L Gansera, W Eichinger

1 Einleitung

1.1 Psychokardiologie

1.1.1 Historie und Begriffsklärung

Murray und Lopez und deren „Global Burden of Disease Study" prognostizieren für das Jahr 2020 die koronare Herzkrankheit (KHK), dicht gefolgt von der unipolaren Major Depression (DSM – IV), als die führenden Krankheitsentitäten (die zu schweren Beeinträchtigungen führen) [Murray, 1997]. Als unabhängige Entitäten werden beide Erkrankungen seit Jahren erforscht. Unter dem Begriff „Psychokardiologie" wird seit einiger Zeit der bidirektionale Zusammenhang zwischen kardialen und psychischen Erkrankungen untersucht.

Der Gedanke vom Herz als der Spiegel des psychischen Befindens findet sich bereits in antiken Schriften aus dem babylonischen Raum: „Es frohlockte sein Herz, und sein Antlitz erstrahlte" [Gilgamesch Epos, 2100-600 v.Chr.].

Antiochos I. Soter, späterer König des Seleukidenreiches, litt 294 v.Chr. an Liebeskummer. Er war in seine eigene Stiefmutter Stratonike verliebt. Infolgedessen wurde er „herzkrank". Der Arzt diagnostizierte durch die Anwesenheit von Stratonike: „ … er legt die Rechte aufs Herz des Verliebten, ruft sämtliche Bewohner des Palastes nacheinander ans Krankenbett und schließt aus dem Verhalten des jungen Prinzen auf seine Liebe zu Stratonike" [Mesk, 1913]. Der Prinz wird von seinem Herzleiden geheilt, indem er Stratonike zur Frau nehmen darf.

Die ersten tausend Jahre nach Christus prägte der griechische Arzt Galenos von Pergamon die anatomische Vorstellung des Herz-Kreislauf-Systems. Ausgehend vom menschlichen Herz als Heimat der Seele betrachtete er jenes als eine Art Kraftwerk. In eben diesem mutmaßte er die Verkochung der Seele mit dem Blut, was nachfolgend als beseelter Geist (pneuma psychikon) aus dem linken Herzen über arterielle Gefäße das Gehirn erreichen konnte und dieses schließlich beseelte [Rullière, 1980].

Im 12. Jahrhundert beschrieb die Benediktinerin Hildegard von Bingen die Beziehung zwischen Herz und Psyche auf die typisch mystisch-mittelalterliche Art und Weise: „ … Das Herz ist das Fundament des Lebens und die Wohnstätte des Wissens von Gut und Böse. … Die Seele aber ist ihrem Wesen nach feuriger, windhafter und feuchter Natur; sie hat das ganze Herz des Menschen in ihrem Besitz. … Das hat Gott mit dem Herzen des Menschen bestimmt, dass es Leben und Gefühle der ganzen Leiblichkeit ist, dass es den ganzen Leib unterhält, weil ja im Herzen das Denken des Menschen geordnet und der Wille gehütet wird" [v. Bingen, 1957].

1971 unternahm Engel erstmals den Versuch, die Interaktion zwischen dem plötzlichen Herztod und vorherigen psychisch belastenden Ereignissen wissenschaftlich zu belegen. 170 der Presse entnommene Todesfälle wurden dokumentiert. Dabei ging dem plötzlichen Herztod stets ein psychisch belastendendes Ereignis voraus. Aufmerksamkeit errang v.a. der plötzliche Herztod eines jungen U.S.-Army-Offiziers, der eine Woche zuvor die Trauerfeier des ehemaligen U.S. Präsidenten John F. Kennedy kommandiert hatte. Engel klassifizierte Ereignisse, welche die Psyche des Menschen beeinträchtigen und somit potenziell am plötzlichen Herztod mitschuldig sein können. Als gravierendsten Faktor verstand er die „das Selbst bedrohende Gefahr". Als unweit geringfügiger verstand er jedoch die „eine nahestehende Person bedrohende Gefahr, deren Zusammenbruch oder Tod". Außergewöhnlich war, dass Engel vermeintlich positive Ereignisse ebenfalls zu potenziellen Risikofaktoren für den plötzlichen Herztod zählte. In diesen Rahmen fielen auch „das lang ersehnte Wiedersehen eines vermissten Menschen", das so genannte „Happy End" und sogar die eigene Geburtstagsfeier [Engel, 1976].

In den achtziger Jahren untersuchten Good und DelVecchio-Good anhand eines Kollektivs in Maragha (Ost-Aserbaidschan) die Interaktion zwischen Furcht/Schrecken und körperlichen Symptomen und die medizinisch-kulturgeschichtliche Vorstellung der Einheimischen bzgl. psychosomatischer Beschwerden. Nach der iranischen Kulturgeschichte wird jede Form körperlicher Symptomatik/Krankheit unter der Voraussetzung, dass der Symptomatik/Krankheit ein furchtsames oder schreckhaftes Ereignis in jüngster Zeit vorausgegangen ist, als „fright illness" bezeichnet. Dabei unterliegt die Bandbreite der Symptome oder Krankheiten, die auf das furchtsame oder schreckhafte Ereignis zurückgeführt werden, kaum einer Einschränkung. Ein nahezu generelles Übereinkommen herrscht in der Bevölkerung darüber, dass unter „fright illness" leidende Patienten „blass oder gelb" werden. Als ursächlich für die Veränderung der Hautfarbe gilt der Schrecken, der „die Gallenblase verletzt" oder „die Milz zum Explodieren bringt". Neben weiteren Symptomen sind auch kardiale Manifestationen des Schreckens wahrscheinlich. Beginnend mit harmlosen Palpitationen kann die „fright illness" nach Ansicht der Einheimischen zu „chronischem Herzstress" und schließlich zum Herzversagen, dem iranischen „Narahatiye Qalb" (Herzkummer), führen [Good, 1982].

Weitere 20 Jahre später, im Jahr 1997, wurden sowohl in Deutschland als auch in Österreich die ersten wissenschaftlichen Arbeitsgruppen zur Erforschung psychisch-kardiologischer Interaktionen zugelassen und somit die Psychokardiologie als interagierendes Fachgebiet anerkannt. In Österreich gründete sich die Arbeitsgruppe Kardiologische Psychosomatik in der Österreichischen Gesellschaft für Kardiologie (ÖKG). Zeitgleich gründeten sich in Deutschland die Arbeitsgruppe Psychosomatik in der Kardiologie im Deutschen Kollegium für Psychosomatische Medizin (DKPM) und letztlich im Jahr 2001 die Arbeitsgruppe Psychosoziale Kardiologie in der Deutschen Gesellschaft für Kardiologie (DGK). Zehn Jahre später wagte Titscher eine vorsichtige Definition des Begriffs Psychokardiologie:

> „Psychokardiologie ist ein Synonym für den biopsychosozialen Ansatz in der Kardiologie, bezeichnet demnach eine ärztliche Haltung, die bei allen Patienten somatische, psychische und soziale Einflüsse auf Entstehung und Verlauf von Herzkrankheiten, d.h. das Erleben und Verhalten des Individuums in seinem Kranksein und in Beziehung zu seiner Umwelt, berücksichtigt." [Titscher 2011]

Psychokardiologie ohne organpathologisches kardiales Korrelat war für Titscher nicht denkbar. Damit griff er die Definition von Adler aus dem Jahr 2005 auf, der auf die strenge Trennung zwischen Psychokardiologie (mit obligatem pathologisch-kardialem Befund) einerseits und somatoformen autonomen Funktionsstörungen des Herz- und Kreislaufsystems andererseits hinweist. So wurde schnell klar, wie schwierig es in der Praxis sein würde, Graubereiche mit minimalen organpathologisch-kardiologischen Auffälligkeiten (z.B. benigne Herzrhythmusstörungen) zu diagnostizieren und zu klassifizieren [Adler, 2005; Köllner, 2007]. Titscher unterstrich zudem die hohe Bedeutung einer ganzheitlichen Betrachtung von Herzerkrankungen vor dem Hintergrund des technischen Fortschritts der apparativen interventionellen Kardiologie und der konsekutiven Mechanisierung der ärztlich-somatischen Sichtweise [Titscher, 2011].

1.1.2 Interaktionen des Herzens und der Psyche

1.1.2.1 Psychosomatische Prozesse des kardiovaskulären Systems

Persönlichkeitsmerkmale kardiologischer Patienten

Dunbar gilt als Pionierin auf dem Gebiet der psychosomatischen Forschung. 1943 beschrieb sie die Häufung einer bestimmten Abwehrstrategie innerhalb eines Kollektivs koronarkranker Patienten. So stellte für Dunbar das redundante Verhalten, Ärger zu unterdrücken, ein eindeutiges Persönlichkeitsmerkmal von KHK-Patienten dar. Des Weiteren beschrieb sie den typischen KHK-Patienten als hart arbeitend, der Arbeit verfallen und von Erfolg besessen [Dunbar, 1943].
   Basierend auf den eigenen klinischen Beobachtungen verfassten van der Valk und Groen 1967 die Hypothese, dass sich die KHK bzw. der akute Myokardinfarkt durch das Zusammenspiel dreier psychosozialer Faktoren manifestie-

ren. Dabei liegt dem Infarktpatienten eine überehrgeizige, verantwortungsbe-
wusste Persönlichkeitsstruktur zugrunde, welche durch genetische Präformierung
angelegt ist und durch erlernte Determination geprägt wird. Durch diese Persönlichkeitsstruktur sind zwischenmenschliche Konflikte im familiären und beruflichen Bereich unumgänglich, welche reaktiv ein persönlichkeitsspezifisches int-
rovertiertes Vermeidungs- und Verleugnungsverhalten provozieren, was einem
Myokardinfarkt unmittelbar vorausgeht [van der Valk, 1967].

Barde und Jordan fassten weitere historische Beobachtungen namhafter
psychosomatischer Wissenschaftspersönlichkeiten bzgl. psychosozialer Ätiolo-
gien der KHK im Jahr 2003 zusammen. So beschrieben sie die Persönlichkeits-·
struktur eines KHK-Patienten als eine überdurchschnittlich ehrgeizige, ständig
unter Druck stehende Person, die zu Wutanfällen neige, dabei jedoch stark von
der Aufmerksamkeit der Umwelt abhängig und somit überdimensional anfällig
für negative Bewertungen bzgl. der eigenen Person sei [Barde, 2003].

Lange Zeit galt die Typ-A-Persönlichkeit als eigenständiger Risikofaktor
für die Ausbildung einer KHK. Hauptcharakteristika der Typ-A-Persönlichkeit
sind das kompromisslose, mit minimalem Zeitaufwand betriebene Streben nach
immer höheren Zielen ohne Rücksicht auf die Umwelt und daraus resultierenden
Antipathien. Eine feindselige Haltung und ständiger Zeitdruck sind die Folge.
Die Erstbeschreiber der Typ-A-Persönlichkeit Friedman und Rosenman beo-
bachteten in einer großen prospektiven Studie in den späten sechziger Jahren
eine hundertprozentige Risikosteigerung für das Auftreten einer KHK nach 8,5
Jahren für 3.154 Männer mit Typ-A-Persönlichkeit (Western Collaborative
Group Study) [Friedman, 1975]. Diese Ergebnisse wurden in der Framingham
Studie, einer 5.127 Männer und Frauen erfassenden Kohortenstudie aus den
Jahren 1950 bis 1974, bestätigt [Sykes, 1992]. 1988 untersuchten Ragland und
Brand mittels einer Follow-up-Studie innerhalb des Kollektivs der „Western
Collaborative Group Study" die Re-Infarktrate. Entgegengesetzt der aus den
vorherigen Studien gewonnenen Daten, wiesen Probanden mit Typ-A-Persönlichkeit ein geringeres Re-Infarktrisiko auf als Probanden ohne Typ-A-Persönlichkeit. Ragland und Brand verwiesen in diesem Zusammenhang auf den
überdimensionalen Ehrgeiz der Typ-A-Persönlichkeit, der augenscheinlich positive Auswirkungen auf die Sekundär- bzw. Tertiärprävention des Myokardinfarkts hatte [Ragland, 1988]. Nach der heutigen Datenlage wurde die Vorstellung
von der Typ-A-Persönlichkeit als eigenständiger Risikofaktor für die Ausbildung
einer KHK weitgehend verlassen. Jedoch gilt weiterhin als gesichert, dass einzelne charakterliche Komponenten, die in ihrer Gesamtheit der Typ-A-Persönlichkeit entsprechen, in pathophysiologischem Zusammenhang mit der Ausbildung einer KHK stehen. Rozanski et al. unterschieden dabei gesundheitsschädliche Verhaltensweisen, die im Rahmen eines stressigen Alltags gehäuft

vorkommen (e.g. Rauchen, Fehlernährung etc.), von stressbedingten pathophysiologischen und biopsychosozialen Mechanismen, wie neuroendokriner Thrombozytenaktivierung, LDL-Erhöhung, exzessiver Sympathikusaktivierung (sympathiko-adrenomedulläre Achse) und Hypercortisolismus (hypothalämische-hypophysäre-adrenokortikoide Achse) [Rozanski, 1999]. Vor allem der Zusammenhang adrenomedullärer (Katecholamine) und adrenokortikoider (Cortisol) Reaktionen des Organismus auf psychische Belastungsreaktionen und deren akute und langfristige Folgen, wie arterielle Hypertonie, metabolisches Syndrom und Koronarinsuffizienz, wurden Jahre später von Birbaumer und McEwen bestätigt [Birbaumer, 2003; McEwen 2004]. Dieser Theorie folgend formulierte Denollet Mitte der neunziger Jahre die Typ-D-Persönlichkeit. Er definierte diese Persönlichkeit als das Zusammenspiel negativen Affektverhaltens (e.g. Depression, Wut, Furcht etc.) bei simultaner sozialer Inhibition und somit dem Unvermögen zur Expression negativer Emotionen in sozialen Beziehungen. Als Folge unterliegt die Typ-D-Persönlichkeit chronisch-exzessivem Distress, was die von Rozanski et al. beschriebene pathopyhsiologische Kaskade bewirkt.

Gesundheitsschädliche Verhaltensweisen, wie Rauchen (AWMF Hauptrisikofaktor für die KHK), Western pattern diet oder vermehrter Alkoholkonsum, sind nach Rugulies und Rozanski sowohl mit charakterlichen Strukturen der Typ-A-Persönlichkeit, der depressiven Persönlichkeit als auch mit einem niedrigen sozioökonomischem Status assoziiert [Rugulies, 2002; Rozanski, 2005]. Des Weiteren beobachteten Albus und Siegrist eine konstante Degression an gesundheitsförderlichen Maßnahmen, wie Vorsorgeuntersuchungen und Compliance mit absteigendem sozioökonomischem Status [Albus, 2005].

Somatoforme autonome Funktionsstörungen: Herz- und Kreislaufsystem

Unter dem Oberbegriff „somatoforme autonome Funktionsstörungen des Herz-und Kreislaufsystems" fasst die ICD-10 mehrere, synonym verwendete Begriffe zusammen, die im Volksmund häufig als „funktionelle Herzbeschwerden" bezeichnet werden: Herzneurose, Cardiophobie, neurozirkulatorische Asthenie, Da-Costa-Syndrom, Effort-Syndrom [Dilling, 2011]. Allen funktionellen Herzbeschwerden ist gemein, dass die Art, Ausprägung und Anzahl der Symptome nicht ausreichend mit einer kardiovaskulären Ätiologie zu erklären ist. Die Patienten weisen in der Regel eine hohe Eigeninitiative bezüglich redundanter organischer Diagnostik bei sich wiederholenden negativen Ergebnissen auf. Männer sind häufiger betroffen als Frauen. Eine familiäre Häufung weist auf erbliche Faktoren hin. So weitreichend die Begriffsnomenklatur ist, so weitreichend ist auch die Breite an Symptomen funktioneller Herzbeschwerden. Als Leitsymptom, welches nahezu allen Patienten mit funktionellen Herzbeschwerden gemein ist, gilt der sympathikovasale Anfall. Auf der Grundlage einer Angststörung und der konsequenten sympathisch-kardialen Gegenregulation mit Palpitationen, Tachykardien und Extrasystolen entwickelt sich ein circulus vitiosus zwischen psychischer und kardialer Symptomatik. Dabei sind die Patienten stets der Meinung, dass zu Anbeginn des circulus vitiosus die kardiale Symptomatik stand [Rosanowski, 2001].

Dieser Meinung widersprechend gehen nach Richter und Beckmann charakteristische, die Psyche belastende Ereignisse der Herzneurose voraus. Dabei können diese Ereignisse sowohl einer dem Patienten nahestehenden Person, z.b. in Form eines kardialen Todesfalls, oder dem Patienten selbst, z.b. in Form einer körperlichen oder psychischen Veränderung ohne Krankheitswert, zugeordnet werden. Nicht zuletzt unterstrichen Richter und Beckmann die Einbeziehung des Arztes und der redundanten Diagnostik als potenzielle Ursächlichkeit der kardialen Fixierung und Chronifizierung der Beschwerden [Richter, 1973].

Tako-Tsubo-Kardiomyopathie

Eine Sonderform der erworbenen primären Kardiomyopathie, die sich klinisch nicht selten mit dem Bild eines akuten Myokardinfarkts präsentiert, ist die Stress-Kardiomyopathie [Dote, 1991]. Aufgrund der echokardiografisch und laevokardiografisch sichtbaren Veränderungen des linken Ventrikels wurde die Stress-Kardiomyopathie durch die Erstbeschreiber passend als Tako-Tsubo-Kardiomyopathie bezeichnet. Eine Ballonierung der Herzspitzenregion in Kombination mit einem insuffizienten linksventrikulären Bewegungsmuster ist wegweisend. Diese strukturellen Veränderungen veranlassten Dote 1991 zur Namensgebung der Erkrankung nach dem Vorbild einer japanischen Tintenfischfalle (Tako-Tsubo). 2006 unternahm Schneider den Versuch, die Erkrankung in Deutschland zu quantifizieren. Nach seinen Daten verbirgt sich hinter dem klinischen Bild eines akuten Koronarsyndroms in 2,3-2,6% der Fälle eine Tako-Tsubo-Kardiomyopathie. Unter den weiblichen Patienten lag die Rate sogar bei 7,5%. Mehr als neun von zehn Patienten sind Frauen höheren Alters [Schneider, 2006]. Die genaue Ursache der Tako-Tsubo-Kardiomyopathie ist noch ungeklärt. Einzelfälle lassen den Zusammenhang mit einer genetischen und/oder infektiösen Ätiologie vermuten. Als gesichert gilt der Zusammenhang mit einem kürzlich erlebten Stressereignis. Dabei ist von geringer Bedeutung, ob das Ereignis subjektiv als positiv oder negativ bewertet wurde. 2006 beobachtete Sato eine 24-fache Erhöhung für das Auftreten einer Tako-Tsubo-Kardiomyopathie unter Anwohnern nahe des Epizentrums des Erdbebens von Mid-Niigata vom Oktober 2004. In der Regel ist ein erhöhter Serumspiegel an Katecholaminen und weiteren Stresshormonen nachweisbar. Das Risiko, eine Tako-Tsubo-Kardiomyopathie zu erleiden, ist für Patienten mit einem Phäochromozytom erhöht [Spes, 2006]. Somit kann eine initiale Alpha- und im Verlauf Betablockade therapeutisch sinnvoll sein. Im Tierversuch konnte eine erhöhte apikal-linksventrikuläre Konzentration an ß-Adrenorezeptoren nachgewiesen werden. Dies bedingt, im Fall einer exzessiven Katecholaminfreisetzung, koronararterielle Vasospasmen und folglich das typische klinische, elektrokardiographische und laborchemische Bild des akuten Koronarsyndroms [Mori, 1993]. Erst 2005 räumten Donohue und Movahed mit dem fälschlichen Bild der Tako-Tsubo-Kardiomyopathie als benigne Erkrankung auf. Auch wenn die Prognose der Erkrankung weiterhin als günstig gilt und sich in den meisten Fällen das klinische Bild rasch zurückbildet, beobachteten sie in 18,9% der Fälle schwere Komplikationen (v.a. kardiogener Schock) und in 3,2% sogar einen letalen Ausgang [Donohue, 2005].

1.1.2.2 Somatopsychische Prozesse des kardiovaskulären Systems

Die Diagnose der koronaren Herzerkrankung geht oft mit erheblichen Einschränkungen im Alltag und Beruf, sozialer Isolation und einer Reihe an medizinischen Interventionen (pharmakologisch, kardiologisch-interventionell, chirurgisch-operativ) einher. Zudem wird ein akuter Myokardinfarkt nicht selten von schweren körperlichen Symptomen, wie starken Schmerzen, Brustenge, Atemnot und Todesangst, begleitet, was zumindest temporär zum vollständigen Verlust der menschlichen Autonomie führen kann. Diese Symptomkomplexe und Begleitumstände einer ischämischen Herzerkrankung können das Vertrauen in die Unversehrtheit des eigenen Körpers erheblich erschüttern. Zukunftsangst im Allgemeinen, Gefühle der Hilflosigkeit und die Angst vor erneuten kardialen Ereignissen sind gleichzeitig Folge und Ursprung schwerer psychischer Belastung. Bereits 1979 beschrieben Cassem und Hackett dieses Phänomen und prägten den Begriff des „ego infarction", um die Bedeutung der somatopsychischen Belastung des Myokardinfarkts zu verdeutlichen [Cassem, 1979]. So treten bei Patienten nach kardialen Ereignissen gehäuft psychische Reaktionen auf, die zwar nicht bedingt krankheitswert besitzen, jedoch der psychologischen Abklärung bedürfen, um Anpassungsstörungen mit Angst, depressiven Reaktionen, Störungen des Sozialverhaltens, aber auch akute und posttraumatische Belastungsstörungen nicht zu übersehen.

Dass die somatopsychische Interaktion zwischen Herz und Psyche nicht nur negative Pfade kennt, entdeckten Ströhle et al. 2001 in München. Ihren Untersuchungen zufolge weist das im Rahmen der vermehrten kardialen Volumenbelastung bei herzinsuffizienten Patienten ins Blut sezernierte Atrial Natriuretic Peptide (ANP) einen anxiolytischen Effekt im Zentralen Nervensystem (ZNS) auf [Ströhle, 2001].

1.2 Krankheitsverarbeitung

1.2.1 Theoretische Grundlagen und Gedanken zur Krankheitsverarbeitung

Dem Soziologen Parsons zufolge geht eine Erkrankung mit der Pflicht einher, den Krankheitszustand unter Ausschöpfung aller persönlichen Ressourcen zu bewältigen. Der Kranke wird durch einen legitimierten Experten (Arzt) von seiner Sozialpflicht befreit und für die Erkrankung nicht zur Verantwortung gezogen. Im Ausgleich dafür verpflichtet sich der Kranke, alles in seiner Macht stehende zu tun, um den Gesundheitszustand wiederherzustellen. Zudem hat der Kranke diesbezüglich die Pflicht, Expertise in Anspruch zu nehmen [Parsons, 1951].

Von entscheidender Bedeutung ist für den Betroffenen, ob es sich bei der diagnostizierten Erkrankung um ein akut einsetzendes Ereignis mit exakt vorhersehbarem zeitlichem Verlauf oder um eine chronische Beeinträchtigung handelt. Oftmals stellt die Unvorhersehbarkeit einer chronischen Erkrankung den eigenen Lebensplan zwangsweise in Frage. Der Belastungsgrad der Erkrankung wird multifaktoriell bestimmt. Objektiv wirkt die Ausgangslage des Kranken auf das Ausmaß der Belastung ein. So ist das Risiko eines vermögenden Menschen, durch die Erkrankung zu verarmen, niedriger als bei finanziell Schwächeren. Subjektiv wirken die individuelle Bewertung des Erkrankten und die Bewertung seines sozialen Umfelds auf das Ausmaß der Belastung ein. Intrafamiliär werden häufig eine kompromisslose soziale Zuneigung oder aber eine konträre soziale Abneigung beobachtet. Die jeweilige Behandlungsstrategie wirkt ebenfalls auf das Ausmaß der Erkrankung ein. So schränkt eine orale Medikation den Erkrankten oft weniger im Alltagsleben ein als eine äquivalente intravenöse Therapie [Buser, 2007].

Das wohl bekannteste Krankheits-Coping-Modell ist das Fünf-Phasen-Modell von Kübler-Ross aus dem Jahr 1971. Die Ärztin verstand die Krankheitsverarbeitung als strukturierten Prozess. Sie untersuchte Coping-Strategien Sterbender und deren Umgang mit Verlust und Trauer. Laut ihren Aufzeichnungen ist die primäre Reaktion auf eine infauste oder chronische Diagnosemitteilung eine Abwehrhaltung. Es folgt eine Phase des Zorns und der Wut, anschließend die Phase der Verhandlung. Sollte letztlich keine Genesung stattgefunden haben, so tritt der Erkrankte in die Phase der Depression ein, die nur bedingt mittels der fünften Phase, der Phase der Akzeptanz der eigenen Sterblichkeit, überwunden werden kann [Kübler-Ross, 1971].

Auf der Basis des Fünf-Phasen-Modells entwickelten Koch und Kast in den Folgejahren weitere Modelle zur Krankheitsverarbeitung und Trauerarbeit im Sinne eines strukturierten Prozesses [Koch, 1982; Kast 2006]. Sie fokussierten interpersonelle Aspekte der Krankheitsverarbeitung im Sinne von Übertragung und Gegenübertragung bzgl. des Erkrankten und seiner Umwelt. Zudem verwiesen sie auf die Möglichkeit der bidirektionalen Krankheitsverarbeitung, die dem Erkrankten erlaubt, in bereits durchlebte Phasen zurückzukehren.

1.2.2 Krankheitsverarbeitung im Sinne des Freiburger Bogens zur Krankheitsverarbeitung (FKV-102)

Motiviert durch zunehmendes Interesse an psychopathologischen Prozessen im Rahmen somatischer Erkrankungen veröffentlichte Muthny 1989 den „Freiburger Bogen zur Krankheitsverarbeitung" mit dem Ziel, die Individualität der Krankheitsverarbeitung zu verdeutlichen und somit die therapeutische Effektivität durch fächerübergreifende Denkweise zu idealisieren. Muthny zufolge ist die Coping-Forschung als Ausläufer der ursprünglichen Stress-Forschung zu verstehen. Wegweisend für das Verständnis der Krankheitsverarbeitung nach Muthny war der in der Stressforschung eruierte Paradigmenwechsel von objektivierbaren Stressoren hin zur persönlich-subjektiven Wertung und Reaktion des Individuums. Gedanklich nahm Muthny hier die grundlegenden Elemente des Coping-Modells von Lazarus aus dem Jahr 1974 auf [Muthny, 1989].

Lazarus Grundgedanke war, dass zwischen dem negativen Umweltreiz (Stressor) und der Stressreaktion die individuelle Persönlichkeit und Interpretation des Einzelnen einen wertenden Filter markiert. Demzufolge resultieren innerhalb einer Population auf identische Stressoren differenzierte Stressreaktionen. Dabei verläuft die Wertung des Stressors als dreistufiger Prozess innerhalb eines strukturierten Automatismus ab. In der primären Bewertung kategorisiert eine Person den auf sie einwirkenden Umweltreiz als positiv, unbedeutend oder potenziell negativ. Im Fall der potenziell negativen Kategorisierung erfolgt eine automatische Subkategorisierung in eine herausfordernd-bewältigbar erscheinende, eine zukünftig bedrohliche und eine bereits schädigende Konstellation. Im Rahmen der sekundären Bewertung erfolgt ein abgleichendes Werten des potenziell negativen Stressors mit den individuell vorhandenen Ressourcen der Stressabwehr (Sozialstatus, materieller Besitz etc.). Bei unzureichenden Ressourcen wird im Rahmen einer Stressreaktion eine Coping-Strategie entworfen, die stark von der individuellen sozialen, psychosozialen und sozioökonomischen Konstellation sowie der kognitiven Komposition des Einzelnen geprägt ist. Dabei ging Lazarus von drei variablen Coping-Strategien aus: der emotionalen, der problembezogenen und der bewertungsbezogenen Strategie. Die emotionale Strategie dient der Regression der intrapsychischen negativen Gefühlsbewegung. Die problembezogene Strategie fundiert auf der akribischen Suche nach Hintergrundinformationen bzgl. des Stressors, dem Einordnen der Suchergebnisse in die individuelle Situation und resultiert in konsequenten Anpassungsreaktionen. Die bewertungsbezogene Strategie konfluiert inhaltlich mit der tertiären Bewertung des dreistufigen Prozesses: Ein Individuum lernt anhand des Ausgangs seiner Coping-Strategie, den Ausgangsreiz (Stressor) neu zu werten. So kann bei erfolgreichem Stressmanagement ein zuletzt „zukünftig bedrohlich" subkategorisierter Reiz bei erneutem Auftreten exemplarisch als „herausfordernd-bewältigbar" subkategorisiert werden. Nach Lazarus ist die maximale Coping-Effizienz erst nach Konfluenz der einzelnen Strategien zu erwarten [Lazarus, 1974].

Muthny verweist in dem Manual zum FKV-102 auf die semantischen Irrwege des Begriffs Coping oder dessen Komposition mit diversen Begriffszusätzen. Für Muthny geben Begriffszusätze wie „-stil" (Coping-Stil), „-strategie" (Coping-Strategie) und „-mechanismus" (Coping-Mechanismus) unabsichtlich Richtungen vor, die bereits vorab eine farbliche Komponente des Copings beleuchten. So verstand Muthny unter Coping-Stil eine Neigung zur individuellen Traitkomponente (Persönlichkeitsmerkmal) einer Person, unter Coping-Strategie eine Neigung zur rationalen, konkreten Abwehrplanung und unter Coping-Mechanismus eine Neigung zu automatisierten Abwehrmechanismen. Auch der von Heim 1986 verwendete Begriff „Krankheitsbewältigung" ist für Muthny zu stark an den Erfolg der Verarbeitung gebunden, so dass Muthny bemüht war, einen „Coping-Begriff" zu prägen, der vorab jeglicher Untersuchung keine farbliche Komponente der einzelnen „Coping-Ways" beleuchtet. So schlug er, aufgrund der deutschen Ungebräuchlichkeit des Begriffs „Ways", den Begriffszusatz „Modus" als deutschsprachige Alternative vor und postulierte die Definition des Begriffs Krankheitsverarbeitung für den Gebrauch im Umgang mit dem FKV wie folgt:

„Krankheitsverarbeitung ist die Gesamtheit der Prozesse, um bestehende oder erwartete Belastungen im Zusammenhang mit Krankheit emotional, kognitiv oder aktional aufzufangen, auszugleichen oder zu meistern. Krankheitsverarbeitung kann sich sowohl auf ein Individuum als auch in systemischer Betrachtung auf eine Sozialstruktur beziehen. Die Krankheitsverarbeitungs-Modi sind prinzipiell unabhängig von Kriterien des Verarbeitungserfolgs zu definieren." [Muthny, 1989]

Abschließend definierte Muthny in seinem Manual die für ihn axiomatischen Charakteristika der Krankheitsverarbeitung. So separiert sich für Muthny die Krankheitsverarbeitung in eine kognitive, emotionale und aktionale Ebene, die als eigenständige Modi paritätisch zu werten sind, jedoch in diverser Interaktion miteinander stehen. Zudem unterstreicht Muthny, wie Kübler-Ross, den Prozesscharakter der Krankheitsverarbeitung und deren damit einhergehende zeit- und erfahrungsbedingte Variabilität und beleuchtet die Modifikationsstärke des sozialen Status, der individuellen Persönlichkeitsstrukturen und der situativen Umwelteinflüsse bezüglich des Prozesses und dessen Ausgangs. Zuletzt negiert Muthny eine lineare Zuordnung von Krankheitsverarbeitungsmodi und Krankheitsverarbeitungserfolg. Zwar gesteht Muthny den Begrifflichkeiten eine gegenseitige Abhängigkeit zu, postuliert jedoch die zusätzliche Abhängigkeit des Krankheitsverarbeitungserfolgs von der Erkrankungsdauer [Heim, 1986; Muthny, 1989].

1.3 Kardiale Erkrankungen innerhalb des Untersuchungskollektivs

1.3.1 Koronare Herzerkrankung (KHK)

1.3.1.1 Begriffsklärung

Grundlage der KHK ist die Arteriosklerose der Aa. coronariae. In deren Folge kommt es zu thrombotischen Einlagerungen innerhalb der Gefäßlumina. Die Sauerstoffversorgung distaler Myokardabschnitte wird insuffizient. Eine stumme Myokardischämie wird als latente KHK bezeichnet. Eine symptomatische Ischämie wird als manifeste KHK bezeichnet. Die KHK manifestiert sich als stabile Angina pectoris oder als akutes Koronarsyndrom (ACS). Der Begriff akutes Koronarsyndrom fasst die instabile Angina pectoris, den ST-Hebung-Myokardinfarkt (STEMI) und den Nicht-ST-Hebung-Myokardinfarkt (NSTEMI) zusammen. Das ischämische Myokard generiert nicht selten maligne Arrhythmien, die letztlich zum Tod des Betroffenen führen können.

1.3.1.2 Risikofaktoren

Die Hauptrisikofaktoren für das Auftreten einer KHK sind nach der Arbeitsgemeinschaft der Wissenschaftlichen Medizinischen Fachgesellschaften (AWMF) und der Nationalen Versorgungsleitlinie (NVL) [AWMF, 2012; NVL, 2012]:

- Nikotinabusus
- Alter (Frauen > 55J., Männer > 45J.)
- Männliches Geschlecht
- Arteriosklerose bei mindestens einem Verwandten ersten Grades (Verwandter: Frauen < 55J., Männer < 45J.)
- Hyperlipidämie (LDL↑, HDL↓)
- Diabetes mellitus (D.m.), incl. Non-Insulin Dependent Diabetes Mellitus (NIDDM)
- Arterielle Hypertonie.

Weiterhin gelten konstitutionelle Faktoren (Adipositas, mangelnde körperliche Leistungsfähigkeit etc.) und genetische Faktoren (Prokoagulatorische Prädisposition, kardiale Risikoallele etc.) als gesicherte Risikokonstellationen.

1.3.1.3 Klinik

Das Leitsymptom der belastungsabhängigen Angina pectoris (AP) ist der retrosternale Schmerz, der oft als drückende Brustenge beschrieben wird. Der Schmerz kann in beide Arme, entlang des Halses, zuweilen bis in die Mandibula ausstrahlen. Hinweisgebend auf eine instabile AP kann das Nicht-Ansprechen der klinischen Symptomatik auf eine Nitrattherapie sein. Der typische retrosternale Schmerz geht beim akuten Myokardinfarkt (AMI) häufig mit vegetativer Begleitsymptomatik einher. Nicht selten zeigt sich der Patient dann kaltschweißig und klagt über Übelkeit bis Erbrechen.

1.3.1.4 Diagnostik

Eine latente KHK führt im Belastungs-EKG typischerweise zu ST-Streckungssenkungen. Bei negativem elektrokardiographischen Befund, doch bestehender klinischer Symptomatik kann es sinnvoll sein, die Belastung (physisch-ergometrisch oder medikamentös induziert) mit einem bildgebenden Verfahren (Echokardiographie, MRT, nuklearmedizinische Verfahren etc.) zu kombinieren. Der Linksherzkatheter mit Koronarangiographie (ggf. incl. intravaskulärer Ultraschall (IVUS)) weist belastungsunabhängig eine ausgezeichnete Sensitivität und Spezifität auf. Oft besteht die Möglichkeit, in gleicher Sitzung therapeutisch zu intervenieren.

1.3.1.5 Therapie

Im Vordergrund steht die Reduktion der KHK-spezifischen Risikofaktoren.
Die symptomatische Therapie besteht aus prophylaktischer und antianginöser Medikation und den Verfahren zur Re-Vaskularisation (Perkutane Transluminale Coronare Angioplastie (PTCA) vs. Coronary Artery Bypass Graft (CABG)).
Thrombozytenaggregationshemmer, ß-Blocker und HMG-CoA-Reduktase-Hemmer gelten als medikamentöse Basistherapeutika. Im akuten Angina-Pectoris-Anfall und zur antianginösen Prophylaxe werden Nitrate eingesetzt. Calciumkanalblocker und ß-Blocker senken den myokardialen Sauerstoffverbrauch und finden ebenfalls Anwendung in der antianginösen Therapie.

Interventionelle Therapieverfahren, wie die PTCA/Stentimplantation, werden vor allem für die koronare Ein- und Zweigefäßerkrankung und minder komplexe Stenosen empfohlen. Hauptstammstenosen und komplexe koronare Dreigefäßerkrankungen hingegen gelten als primäre Domäne der Bypassoperation. Diesbezüglich hat die Syntax-Studie aktuelle Guidelines zum optimalen therapeutischen Strategieregime festgelegt. So gilt bei multiplen Stenosierungen die Bypassoperation als Methode der ersten Wahl [Mohr, 2013].

Im Rahmen der PTCA werden nach perkutan-arterieller Katheterisierung die stenosierten Koronararterienabschnitte mittels Ballonkatheter dilatiert und anschließend mit einem Stent versorgt. Antiproliferative Substanzen (Drug eluting Stents (DES)) wirken der Re-Stenosierung entgegen, erhöhen jedoch im Umkehrschluss das Risiko einer Stentthrombose. Nach Implantation eines DES wird die kombinierte Einnahme von ASS und einem weiteren Thrombozytenaggregationshemmer (z.b. Clopidogrel) für die Dauer von nicht weniger als 12 Monaten empfohlen. Die anschließende lebenslange Einnahme von Acetylsalizylsäure (ASS) ist indiziert.

Im Rahmen der aortokoronaren Bypass-Operation (CABG) wird die jeweilige Stenose mit geeigneten Bypassgrafts überbrückt. In der Mehrzahl wird der Eingriff in konventioneller Operationstechnik mittels medianer Sternotomie unter Verwendung der Herz-Lungen-Maschine im kardioplegisch induzierten Herzstillstand unter moderater Hypothermie durchgeführt [Herold, 2012]. Vorzugsweise werden als Transplantate die A. thoracica interna, die V. saphena magna oder die A. radialis verwendet. Das verengte Koronargefäß wird distal der Stenose eröffnet und mit dem entsprechenden Graft anastomosiert. Die langfristigen Offenheitsraten sind für arterielle Transplantate deutlich besser als für venöse Transplantate. Die besten Offenheitsraten nach 10 Jahren weist die A. thoracica interna auf (> 90%). Minimal-invasive Verfahren, wie die OPCAP (Off Pump Coronary Artery Bypass) oder MIDCAP (Minimally Invasive Direct Artery Bypass)-Techniken sowie Techniken zur minimal-invasiven Graftentnahme, werden in einigen Zentren standardmäßig durchgeführt [Gansera, 2012].

Deutschlandweit werden derzeit, mit abnehmender Tendenz, ca. 47.000 Bypassoperationen jährlich durchgeführt. Die perioperative Mortalität der isolierten Bypassoperation im elektiven Patientenkollektiv liegt bei ca. 1%.

1.3.2 Aortenklappenvitien

1.3.2.1 Begriffsklärung

Als Aortenklappenstenose wird die Abnahme der physiologischen Klappenöffnungsfläche bezeichnet, was den vorwärts gerichteten Blutstrom zwischen dem linken Ventrikel und der Aorta ascendens behindert. Anhand der verbliebenen Klappenöffnungsfläche, des Druckgradienten über der Aortenklappe und der transvalvulären Flussgeschindigkeit wird die Einteilung in drei Schweregrade vorgenommen.

Als Aortenklappeninsuffizienz wird der pathologische Rückwärtsstrom des Blutes aus der Aorta ascendens in den linken Ventrikel bezeichnet. Anhand der Regurgitationsfraktion (RF) und des Ausmaßes des Kontrastmittelrefluxes wird die Einteilung in vier Schweregrade vorgenommen.

1.3.2.2   Risikofaktoren

Für die Aortenklappenstenose gelten die bekannten Risikofaktoren der Atherosklerose. Das rheumatische Fieber spielt als Ursache der Aortenklappenstenose eine untergeordnete Rolle.

Der akuten Aortenklappeninsuffizienz liegt nicht selten eine bakterielle Endokarditis zugrunde. Als Folge von Dezelerationsttraumata kann sich im Rahmen einer Aortendissektion Typ Stanford A ebenfalls eine akute Aortenklappeninsuffizienz einstellen. Die chronische Aortenklappeninsuffizienz kann kongenital bedingt (z.B. biskupidal angelegte Aortenklappe) oder im höheren Alter als Folge einer Arteriosklerose und im Rahmen bestimmter Gendefekte (z.B. Marfan-Syndrom) erworben sein.

1.3.2.3   Pathologie/Klinik

Die Aortenklappenstenose bedingt eine Druckbelastung des linken Ventrikels, welcher daraufhin kompensatorisch hypertrophiert und zunächst ein konstantes Herzzeitvolumen (HZV) gewährleistet. Primär steht das Rückwärtsversagen des linken Herzens mit konsequenter pulmonaler Stauung, Atemnot und Leistungseinschränkung im Vordergrund. Im vermehrten Herzmuskelgewebe ist der Sauerstoffverbrauch erhöht, pektanginöse Beschwerden sind die Folge. Mit zunehmendem Ausmaß der Stenose nimmt das HZV und somit die Perfusion der Peripherie und des Gehirns ab. Intermittierende Schwindelattacken und Synkopen, vorzugsweise unter körperlicher Belastung, sind die Folge.

Die Aortenklappeninsuffizienz bedingt eine Volumenbelastung des linken Ventrikels, welcher daraufhin dilatiert und hypertrophiert. Ein erhöhtes Schlagvolumen (SV), bei zunächst konstantem HZV, ist die Folge. Die Patienten sind über eine lange Zeit weitgehend symptomfrei. Unspezifische Symptome, wie Leistungsabnahme oder Palpitationen, werden häufig fehlinterpretiert. Bereits in frühen Stadien kommt es zu irreversiblen fibrotischen Umbauprozessen des

Myokards, so dass oft nur der frühzeitige operative Eingriff der Ausbildung einer chronischen Herzinsuffizienz vorbeugen kann. In späteren Stadien bei zunehmender Linksherzinsuffizienz und konsequenter Abnahme des HZV können rezidivierende Synkopen, aber auch pektanginöse Beschwerden auf das Fortschreiten der chronischen Aortenklappeninsuffizienz hinweisen.

1.3.2.4 Diagnostik

Die Aortenklappenstenose präsentiert sich auskultatorisch als spindelförmiges Systolikum mit punctum maximum (p.m.) über dem 2. interkostalen Raum (ICR) parasternal rechts. Typischerweise wird das Geräusch in die Karotiden fortgeleitet. Ein Pulsus celer et altus ist typisch für die Aortenklappeninsuffizienz. Diese präsentiert sich auskultatorisch als hochfrequentes, decrescendoartiges Diastolikum mit p.m. über dem Erb-Punkt und dem 2. ICR parasternal rechts. Durch das vermehrte SV kann häufig eine relative Aortenklappenstenose auskultiert werden.

Das EKG zeigt in fortgeschrittenen Stadien der Aortenklappenvitien Zeichen der linksventrikulären Hypertrophie (z.B. Linkstyp, positiver Sokolow-Lyon-Index etc.).

Im Rahmen der nicht-invasiven Diagnostik ist die Echokardiographie, vorzugsweise die transösophageale Echokardiographie (TEE), das Mittel der Wahl. Zum einen werden die Größenverhältnisse und Pumpfunktionen der Herzbinnenräume beurteilt, zum anderen erfolgt die Quantifizierung des Stenosegrades und der Klappenöffnungsfläche. Die Semiquantifizierung des Insuffizienzgrades gelingt mittels farbkodierter Dopplersonographie.

Der Linksherzkatheter liefert exakte Auskünfte bzgl. Pumpfunktion, Stenosegrad, Klappenöffnungsfläche, Druckgradient und Regurgitationsfraktion. Eine genaue Graduierung der Klappenvitien ist möglich. Zur genauen Auskunft über Stadium und Verlauf der Aortenklappeninsuffizienz kann die Bestimmung des diastolischen Aortendrucks und des linksventrikulären enddiastolischen Drucks dienen.

1.3.2.5 Therapie

Eine medikamentöse Therapie der Aortenklappenstenose ist nicht zielführend. Symptomatische Patienten haben ohne adäquate invasive Therapie eine 2-Jahres-Überlebenswahrscheinlichkeit von weniger als 50% [Herold, 2013]. Konservative Therapieansätze der Aortenklappeninsuffizienz sind asymptomatischen Patienten und Patienten, die zur operativen Versorgung ungeeignet erscheinen, vorbehalten. Sie beschränken sich auf Allgemeinmaßnahmen, wie regelmäßige

adäquate körperliche Aktivität sowie die medikamentöse Behandlung der Linksherzinsuffizienz (Herzglykoside, Diuretika, ACE-Hemmer, Angiontensin-Rezep-
torblocker (ARB)).

Symptomatische Patienten mit additiver Linksherzinsuffizienz ab New
York Heart Association (NYHA) Grad II oder pektanginösen Beschwerden und
asymptomatische Patienten mit einer Ejektionsfraktion (EF) < 50% oder einer
EF > 50% mit hochgradiger dilatativer linkskardialer Hypertrophie sollten opera-
tiv versorgt werden [Vahanian, 2007]. I.d.R. erfolgt der Klappenersatz, selten ein
rekonstruktives Verfahren. Eine Endokarditisprophylaxe ist nach neueren Leitlinien nicht zwingend erforderlich [Herold, 2013]. Der Zugang zum Herz erfolgt
mittels medianer oder partieller oberer Sternotomie. Nach Einleitung der extrakorporalen Zirkulation wird die Aorta ascendens eröffnet und am stillgelegten
Herz die Resektion der Aortenklappensegel und Kalzifizierungen vorgenommen.
Anschließend wird die Klappenprothese implantiert. Dabei kann eine mechani-
sche Doppelflügelklappe oder eine biologische Klappe (Xenograft- (Rinder- oder
Schweineperikard), Homograft (menschlich), Autograft (genetisch hergestellt))
zum Einsatz kommen. Nach Implantation einer mechanischen Klappenprothese
ist eine lebenslange Antikoagulation aufgrund der lebenslangen Haltbarkeit der
Klappe nötig. Biologische Klappen machen eine Antikoagulation über drei Monate nötig, sie haben eine mittlere Haltbarkeit von 15 Jahren.

Nach klappenerhaltenden rekonstruktiven Operationsverfahren kann auf die
postoperative Antikoagulation verzichtet werden. Am stillgelegten Herzen werden prolabierte Segelanteile mittels höhengerechter Resektion und nachfolgender
Koaptation rekonstruiert. Im Fall einer dilatativen Aortenwurzel (z.B. im Rahmen eines Aortenaneurysmas Typ Stanford A) kann diese durch eine Ascen-
densprothese ersetzt werden. Nach Einbringen der Prothese werden die native
Klappe und die Koronargefäße in das Graft reimplantiert [Gansera, 2012].

Alternativ ist älteren Patienten mit multiplen Komorbiditäten der katheter-
gestützte transfemorale biologische Aortenklappenersatz vorbehalten [Herold,
2013].

1.3.3 Mitralklappenvitien

1.3.3.1 Begriffsklärung

Die Mitralklappenstenose bezeichnet eine Abnahme der physiologischen Klappenöffnungsfläche, was den vorwärts gerichteten Blutstrom zwischen dem linken
Vorhof und dem linken Ventrikel behindert. Anhand der verbliebenen Klappenöffnungsfläche und des Druckgradienten über der Mitralklappe wird die Einteilung in drei Schweregrade vorgenommen.

Die Mitralklappeninsuffizienz bezeichnet den pathologischen Rückwärtsstrom des Blutes aus dem linken Ventrikel in den linken Vorhof. Anhand der RF
und des Ausmaßes des Kontrastmittelrefluxes wird die Einteilung in vier Schweregrade vorgenommen.

1.3.3.2 Risikofaktoren

Hauptrisikofaktor der Mitralklappenstenose ist das rheumatische Fieber als Folge
einer Infektion mit ß-hämolysierenden Streptokokken der Gruppe A.

Hauptrisikofaktor der Mitralklappeninsuffizienz ist die dilatative Kardiomyopathie, bei der es zur Erweiterung des Mitralklappenanulus kommt. Seltener
liegen der Mitralklappeninsuffizienz ein therapeutischer Eingriff (z.B. Ballonva-
lvuloplastie), ein Thoraxtrauma, eine Infektion oder weitere degenerative Veränderungen (z.B. KHK) zugrunde.

1.3.3.3 Pathologie/Klinik

Die Mitralklappenstenose bedingt eine Druckbelastung des linken Vorhofs, welcher konsekutiv hypertrophiert und so zunächst ein konstantes linksventrikuläres
enddiastolisches Volumen gewährleistet. Durch die Druckbelastung besteht bereits früh das Risiko für ektope Impulsgenerierungen und Vorhofflimmern
(VHF), was das Risiko arterieller Embolien erhöht. Mit zunehmendem Ausmaß
der Stenose nimmt das linksventrikuläre enddiastolische Volumen und infolgedessen das HZV ab. Es resultiert eine unspezifische Abnahme der körperlichen
Leistungsfähigkeit mit begleitender peripherer Zyanose, die unter körperlicher
Belastung zunimmt. Der erhöhte linksatriale Druck wird in den venös-arteriellen
Lungenkreislauf übertragen. Die Patienten leiden unter den Folgen der pulmonalen Stauung (z.B. Belastungsdyspnoe, nocturnale Dyspnoe, Hämoptysen etc.),
der pulmonalarteriellen Hypertonie und der konsekutiven Rechtsherzinsuffizienz
(z.B. stammnahe und periphere Stauungszeichen).

Im Rahmen der Mitralklappeninsuffizienz wird ein Teil des HZV retrograd
als Regurgitationsvolumen in den linken Vorhof entleert, was eine Volumenbelastung bedingt. Das Risikio von ektopen Impulsgenerierungen ist erhöht. Zur
Aufrechterhaltung eines adäquaten HZV leistet der linke Ventrikel Mehrarbeit
und hypertrophiert. Nimmt das Regurgitationsvolumen weiter zu, ist dieser
Kompensationsmechanismus erschöpft und das HZV nimmt ab. Der Patient
nimmt dies als Leistungsknick wahr. Die Volumenbelastung des Vorhofs über-
trägt sich auf die pulmonalen Gefäße. Es stellt sich eine venös-arterielle pulmo-
nale Hypertonie mit deren Folgen ein.

1.3.3.4 Diagnostik

Die Mitralklappenstenose präsentiert sich als diastolisches Decrescendo mit p.m. über dem 5. ICR in der Medioclavicularlinie (MCL) links. Die Mitralklappeninsuffizienz ist ein hochfrequentes, bandförmiges Systolikum mit p.m. über der Herzspitze, welches typischerweise in die Axilla fortgeleitet wird.

Die Druck- bzw. Volumenbelastung des linken Vorhofs führt zur Störung der Reizleitung. Dies wird im EKG durch eine verbreiterte, zweigipfelige P-Welle (P-mitrale, v.a. in I, II, V6) sichtbar. Im fortgeschrittenen Stadium der Rechtsherzbelastung verlagert sich die Herzachse zum Steil- oder Rechtstyp.

Im Rahmen der nicht-invasiven Diagnostik ist die Echokardiographie, vorzugsweise die transösophageale Echokardiographie (TEE), das Mittel der Wahl. Zum einen werden die Größenverhältnisse und Pumpfunktionen der Herzbinnenräume beurteilt, zum anderen erfolgt die Quantifizierung des Stenosegrades und der Klappenöffnungsfläche. Die Semiquantifizierung des Insuffizienzgrades gelingt mittels farbkodierter Dopplersonographie.

Im Rahmen der invasiven Diagnostik können Links- bzw. Rechtsherzkatheter exakte Auskünfte bzgl. Pumpfunktion, Stenosegrad, Klappenöffnungsfläche und Regurgitation liefern. Die Bestimmung des pulmonalarteriellen Drucks (PAP) lässt eine Aussage über Folgeschäden zu.

1.3.3.5 Therapie

Um die Nachlast aufrechtzuerhalten und die Organperfusion sicherzustellen, sollte bei der Mitralklappenstenose auf den Einsatz von ACE-Hemmer, ARB oder Renin-Hemmer verzichtet werden. Digitalis-Präparate dienen der Frequenzkontrolle, Vitamin-K-Antagonisten der Antikoagulation bei VHF. Eine antiobiotische und antiinflammatorische Endokarditisprophylaxe kann erwogen werden.

Mittels Ballonkatheter kann die Sprengung der stenosierten Klappe erfolgen (Mitralvalvuloplastie) [Herold, 2013].

Bei Vorhofthromben oder einer Klappenöffnungsfläche < 1,5cm² und einem Herzinsuffizienzstadium ≥ NYHA II sollte chirurgisch interveniert werden. Gleiches gilt bei begleitender hochgradiger Mitralklappeninsuffizienz (symptomatische Patienten mit einer EF > 29% und asymptomatische Patienten mit einer EF < 60% und/oder einem endsystolischen D > 45mm). Eine Endokarditisprophylaxe ist einzuleiten (Empfehlungsgrad I der Leitlinien der Deutschen Gesellschaft für Thorax-, Herz- und Gefäßchirurgie) [Herold, 2013]. Der Zugang für den chirurgischen Mitralklappenersatz erfolgt mittels medianer oder rechts anterolateraler Sternotomie. Nach Einleitung der extrakorporalen Zirkulation wird das Herz mittels kardiopleger Lösung stillgelegt, anschließend der linke oder rechte Vorhof incl. intraartrialem Septum eröffnet. Unter Schonung der anterioren/posterioren Sehnenfäden werden die pathologischen Klappenanteile und Verkalkungen reseziert und anschließend die Klappenprothese eingenäht [Gansera, 2012].

Ein häufiger intraoperativer Befund der Mitralklappeninsuffizienz ist der (Teil-)Ab-riss der Sehnenfäden des posterioren Segels. Hier können die prolabierten Segelanteile reseziert und nachfolgend die nicht prolabierten Segelanteile vernäht werden. Alternativ können die prolabierten Segelanteile mit artifiziellen Sehnenfäden in den zugehörigen Papillarmuskeln verankert werden. Des Weiteren besteht die Möglichkeit, das posteriore Segel partiell vom Anulus abzutragen und dieses zur Defektdeckung nach medial zu verlagern. In jedem Fall sollte zur Stabilisation ein Ring-Graft in den Anulus implantiert wird.

2 Material und Methoden

2.1 Patientenkollektiv

Zwischen 05/10 und 03/12 wurden 101 Patienten (m = 75/w = 26) der Klinik für Herzchirurgie des Städtischen Klinikums München, Klinikum Bogenhausen für das Kollektiv rekrutiert. Alle Patienten willigten in die Datenanalyse und die anonyme Veröffentlichung der Ergebnisse ein. Das Ethikvotum wurde durch die Ethikkommission der Technischen Universität München eingeholt (Nr. 5440/13). Das mittlere Patientenalter betrug 66 Jahre. Alle Patienten befanden sich in der ersten postoperativen Woche nach erfolgtem kardiochirurgischen Eingriff. 49 Patienten wurden einer koronaren Bypassoperation unterzogen. 29 Patienten erhielten einen kardiochirurgischen Herzklappenersatz. 13 Patienten erhielten einen Kombinationseingriff aus koronarer Bypassoperation und kardiochirurgischem Herzklappenersatz in gleicher Sitzung. Zehn Patienten wurden einem anderweitigen kardiochirurgischen Eingriff unterzogen (Bentall-Operation (n = 5), A.-carotis-interna(ACI)-Plastik (n = 2), Atrium-Septum-Defekt-Verschluss (n = 1), Myxom-Entfernung (n = 1), Schrittmacher(SM)-Re-Implantation (n = 1)). Der Fokus lag auf der ärztlichen Mitteilung hinsichtlich der Operationsbedürftigkeit des Patienten und dessen postoperativer Belastung.

Ausschlusskriterien waren postoperatives Delir oder Durchgangssyndrom, sprachliche Barrieren (mangelnde Deutschkenntnisse in Sprache und Schrift), mangelnde kognitive und/oder mangelnde motorische Fähigkeiten sowie mangelnde Compliance der Patienten.

Innerhalb des Kollektivs gingen neben Operationsverfahren/operationsbedürftige Erkrankung und Geschlecht die in Tabelle 1 und Tabelle 2 aufgeführten Variablen in die Datenanalyse ein.

Tabelle 1:   Demografische Daten zum Patientenkollektiv Herzchirurgie
Bogenhausen 2010 bis 2012.

Daten	n
Alter in Jahren	
bis incl. 55 Jahre	17
56 bis incl. 70 Jahre	49
ab 71 Jahre	35
Schulabschluss	
Hauptschule ohne Abschluss	6
Hauptschule mit Abschluss	37
Mittlere Reife	34
Abitur	24
Akademischer Abschluss/Akademischer Grad	
Hochschulabschluss incl. vergleichbare Abschlüsse	26
kein Hochschulabschluss	75
Berufstätigkeit	
berufstätig	29
nicht berufstätig/Rentner(in)/Pensionär(in)	72
Berufsgruppen	
Handwerksberufe und handwerksähnliche Berufe/Mechaniker/Bauarbeiter	22
Bürokräfte/höhere, überwiegend an den Schreibtisch gebundene Berufe	23
Techniker/gleichrangige nichttechnische und naturwissenschaftliche Berufe/höhere Berufe mit technischer/elektronischer/biologischer/chemischer/physikalischer Grundlage	19
Dienstleistungsberufe	24
sonstige Berufe	13
Familienstand	
verheiratet	71
ledig	11
verwitwet	9
geschieden/getrennt	10
Sozialleben im Haushalt	
allein lebend	25
zusammenlebend mit Partner/in	76
Wohnort	
Dorf	29
Kleinstadt (unter 25.000 Einwohner)	20
Mittlere Stadt (25.000 bis 100000 Einwohner)	9
Großstadt	43
Patienteneigene Angabe des krankheitsauslösenden Faktors	
Schicksal (Genetik, familiär, Alter, Sonstige)	33
beeinflussbarer CV-Risikofaktor (evidenzbasierte Medizin)	16
keine Angabe/keine Ahnung	52

Tabelle 2:   Medizinische Daten
zum Patientenkollektiv Herzchirurgie Bogenhausen 2010 bis 2012.

Patientenkollektiv Herzchirurgie Bogenhausen 2010 bis 2012	n	Mittelwert Alter in Jahren	Altersbereich in Jahren	Sex	
				w	m
KHK (CABG)	49	66,2	38 bis 89	10	39
Klappenvitium (Klappenchirurgie)	29	69,1	48 bis 87	9	20
KHK (CABG) und Klappenvitium (Klappenchirurgie)	13	65,8	45 bis 86	6	7
Sonstige	10	63,5	35 bis 79	1	9
Gesamtwerte des Kollektivs	101	66,2	35 bis 89	26	75

2.2 Vergleichskollektiv

Das Vergleichskollektiv umfasst 319 Patienten. Es wurde der Literatur entnommen [Muthny, 1989]. 107 Patienten entstammen einer Analyse von Buddeberg et al. aus Zürich [Buddeberg, 1989]. Dabei handelt es sich ausschließlich um weibliche Patientinnen mit Mammakarzinom im Alter zwischen 29 und 70 Jahren (mittleres Alter: 53 Jahre). Der Fokus lag auf der akuten postoperativen Belastung. 212 Patienten entstammen einer Stichprobe von Muthny aus Freiburg (m = 127/w = 85) [Muthny, 1989]. Dabei handelt es sich um dialysepflichtige Patienten im Alter zwischen 17 und 76 Jahren (mittleres Alter: 54 Jahre). Der Fokus lag auf der ärztlichen Mitteilung hinsichtlich der Dialysepflicht des Patienten (Tabelle 3).

Tabelle 3:   Vergleichskollektiv Muthny 1989.

Vergleichskollektiv Muthny 1989	n	Mittelwert Alter in Jahren	Altersbereich in Jahren	Sex		
Dialyse Patienten	212	53,6	17 bis 76	m	=	127
				w	=	85
Brustkrebs Patientinnen	107	52,6	29 bis 70	w	=	107
Gesamtwerte des Kollektivs	319	53,1	17 bis 76	m	=	127
				w	=	192

2.3 Freiburger Fragebogen zur Krankheitsverarbeitung

Zur Erfassung der Daten diente sowohl im eigenen Patientenkollektiv als auch im Vergleichskollektiv der Freiburger Fragebogen zur Krankheitsverwertung – 102 (FKV-102) von Muthny aus dem Jahr 1989 [Muthny, 1989]. Der FKV-102 beinhaltet einen vierseitigen Fragebogen (z. Hd. des Patienten) und ein einseitiges Auswertungsblatt (z. Hd. des Untersuchers). Der Fragebogen erfasst ein weites Spektrum an Krankheitsverarbeitungsstrategien. Auf kognitiver, emotionaler und verhaltensaktiver Ebene werden das subjektive Erleben und die Auswirkungen der Erkrankung berücksichtigt. Zur Erfassung dieser Größen dienen 102 Items (5 stufiges Rating), von denen 97 in eine 12-Skalen-Wertung unterschiedlicher Krankheitsverarbeitungsstrategien eingehen. Da die subjektive Krankheitstheorie des Patienten zwar grundlegend, jedoch für den Patienten nicht offenkundig in den 97 Items des Fragebogens beinhaltet ist, wurde die Datenerfassung im eigenen Patientenkollektiv um die *„Patienteneigene Angabe des krankheitsauslösenden Faktors"* erweitert.

Die internen Konsistenzen (Reliabilität; Cronbachs α) liegen über r = .80. Dem Fragebogen grundlegend waren theoretische Konstrukte unterschiedlicher Krankheitsverarbeitungsmodi und eine konsequente Sondierung von relevanten Dimensionen der Krankheitsverarbeitung durch verschiedene Autoren. Durch die entwicklungsgeschichtliche Nähe zur bestehenden Skala von Lazarus und Folkman aus dem Jahr 1984 wurde die inhaltliche Validität als „concurrent validity" angenommen [Lazarus; 1984]. Die vorwiegend faktorenanalytisch fundierte Skalenbildung an Stichproben chronisch erkrankter Patienten gewährleistet die Konstruktvalidität.

Die Datenerfassung erfolgte als Selbsteinschätzung nach dem Prinzip des Paper-Pencil-Tests als Selbstbeurteilungsinstrument (vierseitiger Fragebogen FKV-102). Zur Gewährleistung der Kongruenz und Vergleichbarkeit der erfassten Daten wurden die Instruktionen innerhalb des eigenen Patientenkollektivs standardisiert. Hierfür sieht Muthny die Standard-Instruktion (SI-2) vor, die unsererseits durch den additiven Fokus „operativer Eingriff und erste postoperative Phase" ergänzend modifiziert wurde: *„Bitte rufen Sie sich die Zeit ins Gedächtnis, als Ihnen eröffnet wurde, dass Sie an dieser Krankheit leiden." „Bitte erforschen Sie Ihre Gefühlswelt und Handlungsweisen seit diesem Zeitpunkt, über den operativen Eingriff hinaus, bis zum gegenwärtigen Moment. Bitte lassen Sie dabei auch Ihre Gedanken und Phantasien für die Zukunft zu". „Wir wollen im Folgenden genauer erfahren, wie es Ihnen damals erging, was Sie gedacht, gefühlt und getan haben und inwieweit Ihnen dies geholfen hat, um mit der Situation fertig zu werden. Wir wissen aus Gesprächen mit vielen Patienten, dass es sehr verschiedene, sich z.T. widersprechende, u.U. auch rasch wechseln-*

de Gefühle, Gedanken und Handlungen sein können, die in den Tagen und Wo-
chen nach dieser Nachricht auftreten, und wir bitten Sie, bei den folgenden Aus-
sagen alles anzukreuzen, was in diesem Zeitraum für Sie persönlich aus heutiger
Sicht zutrifft. Zu diesem Zweck finden Sie auf den folgenden Blättern eine Reihe
von Aussagen bzw. Begriffen, wie sie von Patienten für diese Situation zutreffen.
Bitte denken Sie beim Ausfüllen immer daran, dass Ihre Gedanken, Gefühle und
Handlungen zu dem obigen Zeitpunkt gemeint sind, d.h. den Tagen und Wochen,
nachdem Ihnen mitgeteilt worden war, dass Sie an dieser Krankheit leiden",
„über den operativen Eingriff hinaus, bis zum jetzigen Moment."

Zur Erfassung der Rohdaten dienen 102 Items (vierseitiger Fragebogen
FKV-102; z.B. Item Nr. 1: „*1. Ich habe versucht, mehr über meine Situation*
herauszufinden."), jeweils mit einem 5-stufigen ordinalen Ratingsystem. Die
Relevanz des Items wird vom Patienten subjektiv bewertet (Score: „1 = gar
nicht, 2 = wenig, 3 = mittelmäßig, 4 = ziemlich, 5 = sehr stark"). 97 der 102
Items gehen mit ihren jeweiligen Scores (1-5) in eine 12-skalige Wertung (KV 1
bis KV 12) unterschiedlicher Coping-Modi ein (einseitiges Auswertungsblatt):

13 Items mit ihren zugehörigen Scores (1-5) fallen auf die Skala KV 1
(„Problemanalyse und Lösungsverhalten"). Die zu KV 1 gehörigen Items sind:

Nr. 1   *„Ich habe versucht, mehr über meine Situation herauszufinden."*

Nr. 4   *„Ich habe versucht, die Ursachen meiner Erkrankung herauszufinden."*

Nr. 14   *„Ich habe überlegt, was andere tun würden, um mit dieser Situation fertig zu werden."*

Nr. 15   *„Ich wusste, was ich zu tun hatte, ich habe meine Anstrengungen verdoppelt, um alles zum*
Besten zu wenden."

Nr. 16   *„Ich habe verschiedene Möglichkeiten überlegt, um mit dem Problem fertig zu werden."*

Nr. 17   *„Ich habe mir vorgenommen, nichts zu überstürzen."*

Nr. 18   *„Ich habe einen Plan entworfen, was ich zu tun hatte und habe danach gehandelt."*

Nr. 19   *„Ich habe mich nur damit beschäftigt, was als nächstes zu tun war, Schritt für Schritt."*

Nr. 20   *„Ich habe versucht, zu verstehen, was da auf mich zukam, um mich besser darauf*
einstellen zu können."

Nr. 21   *„Ich habe versucht, meiner Situation positive Seiten abzugewinnen."*

Nr. 22   *„Ich habe überlegt, wie ich früher mit ähnlichen Schicksalsschlägen fertig geworden bin."*

Nr. 23   *„Ich habe andere Patienten gefragt, wie sie damit fertiggeworden sind."*

Nr. 24   *„Ich habe versucht, mir zu erklären, was überhaupt los ist."*

16 Items und ihre zugehörigen Scores (1-5) fallen auf die Skala KV 2 („Depressive Verarbeitung"). Die zu KV 2 gehörigen Items sind:

Nr. 10   *„Ich habe mich in Tagträume geflüchtet und stelle mir frühere Zeiten und Orte vor, an denen es mir besser ging."*

Nr. 25   *„Ich war niedergeschlagen und traurig."*

Nr. 26   *„Ich war wütend."*

Nr. 27   *„Ich hatte Angst."*

Nr. 28   *„Ich war mit den Nerven am Ende."*

Nr. 29   *„Ich habe gereizt und ungehalten reagiert."*

Nr. 42   *„Ich habe mit dem Schicksal gehadert."*

Nr. 43   *„Ich habe mich immer wieder gefragt, warum es gerade mich getroffen hat."*

Nr. 44   *„Ich tat mir selbst leid."*

Nr. 45   *„Ich fühlte mich besonders vom Pech verfolgt."*

Nr. 47   *„Ich habe mich an jeden Strohhalm geklammert, der sich bot."*

Nr. 61   *„Ich hatte das Gefühl, dass alles keinen Sinn mehr hat."*

Nr. 62   *„Ich habe resigniert."*

Nr. 63   *„Ich habe mich hilflos gefühlt."*

Nr. 64   *„Ich habe viel gegrübelt."*

Nr. 65   *„Ich bin von den Gedanken an meine schwierige Situation nicht mehr losgekommen."*

11 Items und ihre zugehörigen Scores (1-5) fallen auf die Skala KV 3 („Hedonismus"). Die zu KV 3 gehörigen Items sind:

Nr. 32   *„Ich habe mir häufiger etwas Gutes gegönnt."*

Nr. 33   *„Ich wollte viel in der Natur sein."*

Nr. 34   *„Ich nahm mir vor, mich jetzt besonders zu schonen."*

Nr. 35   *„Ich habe besonders gut gegessen."*

Nr. 36   *„Ich habe mir Schönes im Fernsehen, Kino oder Theater angesehen."*

Nr. 37   *„Ich habe jetzt bewusster gelebt."*

Nr. 38   *„Ich habe mir gesagt, deine Zeit ist jetzt sehr kostbar."*

Nr. 39   *„Ich nahm mir vor, das Leben so gut wie möglich zu genießen."*

Nr. 40   *„Ich habe mir Zeit für mich selbst genommen."*

Nr. 41   *„Ich habe endlich Dinge getan, zu denen ich früher nie gekommen bin."*

Nr. 88   *„Ich habe wiederentdeckt, was im Leben wichtig ist."*

8 Items und ihre zugehörigen Scores (1-5) fallen auf die Skala KV 4 („Religiosität und Sinnsuche"). Die zu KV 4 gehörigen Items sind:

Nr. 66   *„Ich habe Halt im Glauben gesucht. "*

Nr. 67   *„Ich habe mir klar gemacht, dass meine Krankheit einen höheren Sinn hat, auch wenn ich ihn jetzt vielleicht noch nicht verstehe. "*

Nr. 68   *„Ich habe versucht, die Krankheit als Chance zu sehen. "*

Nr. 69   *„Ich habe die Krankheit als eine Prüfung gesehen, die ich bestehen muss. "*

Nr. 70   *„Ich habe gebetet. "*

Nr. 71   *„Ich bin häufiger bzw. wieder in die Kirche gegangen. "*

Nr. 72   *„Durch die Krankheit habe ich zu mir selbst gefunden. "*

Nr. 73   *„Ich bin religiöser geworden. "*

7 Items und ihre zugehörigen Scores (1-5) fallen auf die Skala KV 5 („Misstrauen und Pessimismus"). Die zu KV 5 gehörigen Items sind:

Nr. 78   *„Ich war misstrauisch, ob auch nichts versäumt oder übersehen wurde. "*

Nr. 79   *„Ich habe mir gesagt, durchschauen kannst du das sowieso nicht, was die Ärzte mit dir machen. "*

Nr. 80   *„Ich habe mich den Ärzten hilflos ausgeliefert gefühlt. "*

Nr. 84   *„Ich habe mich auf das Schlimmste gefasst gemacht. "*

Nr. 85   *„Ich habe mit allem gerechnet. "*

Nr. 93   *„Ich habe mir jemand gewünscht, der mir sagt, was ich machen soll. "*

Nr. 97   *„Ich wollte die Meinung von anderen zu meiner Situation hören. "*

9 Items und ihre zugehörigen Scores (1-5) fallen auf die Skala KV 6 („Kognitive Vermeidung und Dissimulation"). Die zu KV 6 gehörigen Items sind:

Nr. 3   *„Eigentlich wollte ich nur hören, dass alles gar nicht so schlimm ist. "*

Nr. 5   *„Ich habe es nicht an mich herankommen lassen. "*

Nr. 6   *„Ich habe mich geweigert, die Sache ernst zu nehmen. "*

Nr. 7   *„Ich habe es auf die leichte Schulter genommen. "*

Nr. 8   *„Ich habe es einfach nicht glauben wollen. "*

Nr. 9   *„Ich habe versucht, alles zu meiden, was mich an meine Krankheit erinnert. "*

Nr. 11   *„Ich habe mir gewünscht, dass das Problem verschwinden oder sich in nichts auflösen werde. "*

Nr. 12   *„Ich habe Phantasien über den guten Ausgang der Sache gehabt. "*

Nr. 13   *„Ich habe auf ein Wunder gehofft. "*

8 Items und ihre zugehörigen Scores (1-5) fallen auf die Skala KV 7 („Ablenkung und Selbstaufwertung"). Die zu KV 7 gehörigen Items sind:

Nr. 52   „Ich habe mir vor Augen geführt, was ich im Leben erreicht habe."

Nr. 53   „Ich habe mir gesagt, dass ich schon Schlimmeres gemeistert habe."

Nr. 54   „Ich habe mir klargemacht, dass mir schon Wichtigeres gelungen ist."

Nr. 55   „Ich stürzte mich in Arbeit, um die Krankheit zu vergessen."

Nr. 57   „Ich habe versucht, das Ganze zu vergessen."

Nr. 58   „Ich habe weitergemacht, als wenn nichts gewesen wäre."

Nr. 59   „Ich hatte das Gefühl, irgendwie Zeit gewinnen zu müssen."

Nr. 87   „Ich habe „Galgenhumor" entwickelt".

7 Items und ihre zugehörigen Scores (1-5) fallen auf die Skala KV 8 („Gefühlskontrolle und sozialer Rückzug"). Die zu KV 8 gehörigen Items sind:

Nr. 30   „Ich habe versucht, meine Gefühle für mich zu behalten."

Nr. 31   „Ich habe versucht, mich nicht zu sehr von meinen Gefühlen leiten zu lassen."

Nr. 98   „Ich habe andere nicht wissen lassen, wie schlecht die Dinge um mich stehen."

Nr. 99   „Ich wollte das unbedingt alleine mit mir abmachen."

Nr. 100   „Ich wollte möglichst niemanden sehen."

Nr. 101   „Ich habe mich von Freunden und Bekannten zurückgezogen."

Nr. 102   „Ich dachte, ich müsste alleine damit fertig werden."

5 Items und ihre zugehörigen Scores (1-5) fallen auf die Skala KV 9 („Regressive Tendenz"). Die zu KV 9 gehörigen Items sind:

Nr. 82   „Ich habe mir gesagt, jetzt kannst du nicht mehr so viel Rücksicht auf andere nehmen."

Nr. 83   „Ich habe mir gesagt, jetzt geht es um dich, da müssen die anderen zurückstecken."

Nr. 94   „Ich wollte mich verwöhnen lassen."

Nr. 95   „Ich habe mir gewünscht, schwach sein zu dürfen."

Nr. 96   „Ich wollte mich bei jemandem ausweinen."

4 Items und ihre zugehörigen Scores (1-5) fallen auf die Skala KV 10 („Relativierung durch Vergleich"). Die zu KV 10 gehörigen Items sind:

Nr. 89 *„Ich habe mir vor Augen geführt, dass es andere noch viel schlimmer getroffen hat."*

Nr. 90 *„Ich habe mir selbst gesagt, um wie viel schlimmer alles sein könnte."*

Nr. 91 *„Ich habe mir gesagt, dass ich mit der Krankheit besser fertigwerden kann als andere."*

Nr. 92 *„Es hat mir Mut gemacht, dass andere damit fertig geworden sind."*

4 Items und ihre zugehörigen Scores (1-5) fallen auf die Skala KV 11 („Compliance-Strategien u. Arztvertrauen"). Die zu KV 11 gehörigen Items sind:

Nr. 74 *„Ich habe mich genau an die ärztlichen Vorschriften und Ratschläge gehalten."*

Nr. 75 *„Ich habe mir vorgenommen, meinerseits alles zu tun, damit die Behandlung Erfolg hat."*

Nr. 76 *„Ich habe mich voller Vertrauen in die Hand der Ärzte begeben."*

Nr. 77 *„Ich habe auf den Fortschritt der Medizin vertraut."*

5 Items und ihre zugehörigen Scores (1-5) fallen auf die Skala KV 12 („Selbstermutigung"). Die zu KV 12 gehörigen Items sind:

Nr. 46 *„Ich war entschlossen, gegen die Krankheit anzukämpfen."*

Nr. 48 *„Ich habe mir gesagt, dass es bei mir ja nicht so schlimm kommen muss wie bei anderen Patienten."*

Nr. 49 *„Ich habe auf meinen Optimismus und Lebensmut gebaut."*

Nr. 50 *„Ich war überzeugt, dass die Behandlung erfolgreich sein würde."*

Nr. 51 *„Ich habe mir gesagt, wenn ich nur daran glaube, werde ich schon damit fertig."*

Am Ende des Fragebogens werden personelle Angaben des Patienten erbeten. Dabei kann der Patient zunächst zwischen vorgegebenen Antwortmöglichkeiten wählen: Geschlecht (m/w); Familienstand (verheiratet/ledig/verwitwet/geschieden bzw. getrennt); Haushalt (allein lebend/zusammenlebend mit Partner/in); Schulabschluss (Hauptschule ohne Abschluss/Hauptschul-Abschluss/Mittlere Reife/Abitur); Wohnort (Dorf/Kleinstadt (unter 25.000 Einwohner)/Mittlere Stadt (25.000 bis 100.000 Einwohner)/Großstadt (über 100.000 Einwohner)). Des Weiteren muss er im Freitext ergänzen: Alter in Jahren; erlernter und z. Zt. ausgeübter Beruf.

Auf dem Auswertungsblatt werden weitere Angaben durch den Untersucher vorgenommen. So ist es diesem vorbehalten, die Erhebungsquelle (Patienten-Selbsteinschätzung/Fremdeinschätzung durch (*Freitext ausfüllen*), die Erhebungsart (retrospektive Erhebung/aktuelle Erhebung), den Instruktionstyp (*Freitext ausfüllen*), den Fokus (belastendes Ereignis), auf den die Verarbeitung bezogen ist (*Freitext ausfüllen*), die Patienten-Nr. (*Freitext ausfüllen*), den Namen und Vornamen des Patienten (*Freitext ausfüllen*), den Beruf (*Freitext ausfüllen*), den Schulabschluss (*Freitext ausfüllen*), die Erkrankung (*Freitext ausfüllen*), die aktuelle Behandlung (ambulant/stationär), den Ort und das Datum der durchgeführten Untersuchung (*Freitext ausfüllen*) zu benennen. Im eigenen Kollektiv wurde die Datenerhebung um die „*Patienteneigene Angabe des krankheitsauslösenden Faktors (Freitext ausfüllen)*" erweitert.

Zur statistischen Auswertung, Bildung der Summen- und Mittelwerte, der Standardabweichungen und der zugehörigen Reliabilität (Cronbachs α) bediente sich Muthny über die Skalen 1 bis 12 hinweg des IBM-Software-Programms SPSS Statistics (SPSS „COMPUTE"). Im eigenen Patientenkollektiv fand hierzu das Microsoft-Software-Programm EXCEL Anwendung. Vergleichende Untersuchungen innerhalb des eigenen Kollektivs wurden mittels Student's t-Test durchgeführt. Analog wurde beim Vergleich des eigenen mit dem Kollektiv von Muthny verfahren. Das Signifikanzniveau wurde jeweils auf $p < .05$ festgelegt.

3 Ergebnisse

3.1 Statistische Auswertung innerhalb des eigenen Patientenkollektivs

Die statistische Auswertung innerhalb des eigenen Patientenkollektivs erfolgte bezüglich der 12 Coping-Modi (KV 1 bis KV 12): Problemanalyse und Lösungsverhalten (KV 1), Depressive Verarbeitung (KV 2), Hedonismus (KV 3), Religiosität und Sinnsuche (KV 4), Misstrauen und Pessimismus (KV 5), Kognitive Vermeidung und Dissimulation (KV 6), Ablenkung und Selbstaufwertung (KV 7), Gefühlskontrolle und sozialer Rückzug (KV 8), Regressive Tendenz (KV 9), Relativierung durch Vergleich (KV 10), Compliance-Strategien und Arztvertrauen (KV 11), Selbstermutigung (KV 12).

Bezüglich der Coping-Modi (KV 1 bis KV 12) gingen die folgenden Variablen in die vergleichenden Untersuchungen ein: Operationsverfahren/operationsbedürftige Erkrankung, Geschlecht, Alter in Jahren, Schulabschluss, akademischer Abschluss/akademischer Grad, Berufstätigkeit, Berufsgruppen, Sozialleben im Haushalt, Wohnort, patienteneigene Angabe des krankheitsauslösenden Faktors.

3.1.1 Operationsverfahren/operationsbedürftige Erkrankung

Bezüglich der Variablen „Operationsverfahren/operationsbedürftige Erkrankung" wurden die folgenden vergleichenden Untersuchungen durchgeführt:

- (1) CABG (KHK) vs. (2) Klappenchirurgie (Klappenvitium) und (4) anderweitiger kardiochirurgischer Eingriff (Bentall-Operation, ACI-Plastik, ASD-Verschluss, Myxom-Entfernung, SM Re-Implantation)
- (1) CABG (KHK) vs. (3) Kombinationseingriff aus CABG (KHK) und Klappenchirurgie (Klappenvitium)
- (2) Klappenchirurgie (Klappenvitium) und (4) anderweitiger kardiochirurgischer Eingriff (Bentall-Operation, ACI-Plastik, ASD-Verschluss, Myxom-Entfernung, SM Re-Implantation) vs. (3) Kombinationseingriff aus CABG (KHK) und Klappenchirurgie (Klappenvitium) (Tabelle 4).

Tabelle 4: Vergleich – Eigenes Patientenkollektiv: Operationsverfahren/
operationsbedürftige Erkrankung.

Operationsverfahren/ operationsbedürftige Erkrankung	(1)		(2) + (4)		(3)		p-value		
	Mean	SD	Mean	SD	Mean	SD	(1) vs. (2) + (4)	(1) vs. (3)	(2) + (4) vs. (3)
Problemanalyse und Lösungsverhalten (KV 1)	33,27	10,214	37,10	8,828	36,62	8,302	0,062	0,232	0,859
Depressive Verarbeitung (KV 2)	34,14	14,408	29,62	12,039	31,23	13,827	0,112	0,511	0,711
Hedonismus (KV 3)	28,20	8,515	27,56	7,185	29,23	9,523	0,703	0,728	0,571
Religiosität und Sinnsuche (KV 4)	16,88	8,652	17,28	7,550	16,92	6,474	0,816	0,984	0,870
Misstrauen und Pessimismus (KV 5)	17,92	6,367	15,62	5,112	18,23	5,118	0,063	0,855	0,126
Kognitive Vermeidung und Dissimulation (KV 6)	22,31	8,488	18,95	7,650	22,38	6,436	0,055	0,971	0,125
Ablenkung und Selbstaufwertung (KV 7)	19,61	7,552	18,21	6,097	21,46	3,929	0,336	0,235	0,033
Gefühlskontrolle und sozialer Rückzug (KV 8)	15,96	5,930	14,87	5,420	16,46	5,636	0,372	0,780	0,385
Regressive Tendenz (KV 9)	10,76	4,544	9,85	4,158	10,85	4,356	0,331	0,948	0,477
Relativierung durch Vergleich (KV 10)	11,61	3,829	11,92	3,467	12,15	3,436	0,691	0,627	0,836
Compliance-Strategien u. Arztvertrauen (KV 11)	16,86	3,279	17,38	2,778	17,15	2,544	0,416	0,729	0,785
Selbstermutigung (KV 12)	17,35	4,323	17,13	4,238	17,08	4,425	0,812	0,846	0,971

Die vergleichenden Untersuchungen zwischen „(1) CABG (KHK) vs. (2) Klappenchirurgie (Klappenvitium) und (4) anderweitiger kardiochirurgischer Eingriff (Bentall-Operation, ACI-Plastik, ASD-Verschluss, Myxom-Entfernung, SM-Re-Implantation)" erbrachten keine statistisch signifikanten Unterschiede über alle 12 Coping-Modi (KV 1 bis KV 12) hinweg. Identisch verhielt es sich bei den vergleichenden Untersuchungen zwischen „(1) CABG (KHK) vs. (3) Kombinationseingriff aus CABG (KHK) und Klappenchirurgie (Klappenvitium)".

Die vergleichenden Untersuchungen zwischen „(2) Klappenchirurgie (Klappenvitium) und (4) anderweitiger kardiochirurgischer Eingriff (Bentall-Operation, ACI-Plastik, ASD-Verschluss, Myxom-Entfernung, SM Re-Implantation) vs. (3) Kombinationseingriff aus CABG (KHK) und Klappenchirurgie (Klappenvitium)" ergab einen statistisch signifikanten Unterschied bezüglich des Coping-Modus Ablenkung und Selbstaufwertung (KV 7) (p = .033) mit höheren Werten innerhalb der Gruppe von Patienten mit Kombinationseingriff (3). Die weiteren vergleichenden Untersuchungen zwischen „(2) Klappenchirurgie (Klappenvitium) und (4) anderweitiger kardiochirurgischer Eingriff (Bentall-Operation, ACI-Plastik, ASD-Verschluss, Myxom-Entfernung, SM-Re-Implantation) vs. (3) Kombinationseingriff aus CABG (KHK) und Klappenchirurgie (Klappenvitium)" führten zu keinen statistisch signifikanten Unterschieden über die übrigen 11 Coping-Modi hinweg (KV 1 bis KV 6 und KV 8 bis KV 12).

3.1.2 Geschlecht

Bezüglich der Variablen „Geschlecht" wurden die folgenden vergleichenden Untersuchungen durchgeführt: (1) männlich vs. (2) weiblich (Tabelle 5).

Tabelle 5: Vergleich – Eigenes Patientenkollektiv: Geschlecht.

Geschlecht	(1)		(2)		p-value
	Mean	SD	Mean	SD	(1) vs. (2)
Problemanalyse und Lösungsverhalten (KV 1)	34,89	9,957	36,00	8,452	0,586
Depressive Verarbeitung (KV 2)	32,49	13,913	30,65	12,377	0,530
Hedonismus (KV 3)	27,91	7,793	28,62	9,065	0,724
Religiosität und Sinnsuche (KV 4)	17,05	7,534	17,00	9,091	0,979
Misstrauen und Pessimismus (KV 5)	17,08	5,966	17,04	5,495	0,974
Kognitive Vermeidung und Dissimulation (KV 6)	20,99	7,880	21,12	8,618	0,947
Ablenkung und Selbstaufwertung (KV 7)	19,68	6,866	18,23	6,062	0,315
Gefühlskontrolle und sozialer Rückzug (KV 8)	15,72	5,865	15,27	5,189	0,714
Regressive Tendenz (KV 9)	10,23	4,026	10,96	5,242	0,519
Relativierung durch Vergleich (KV 10)	11,65	3,733	12,23	3,278	0,459
Compliance-Strategien u. Arztvertrauen (KV 11)	17,09	3,189	17,12	2,372	0,970
Selbstermutigung (KV 12)	17,11	4,151	17,58	4,632	0,650

Die vergleichenden Untersuchungen zwischen „(1) männlich vs. (2) weiblich"
waren ohne statistisch signifikante Relevanz über alle 12 Coping-Modi (KV 1
bis KV 12) hinweg.

3.1.3   Alter in Jahren

Bezüglich der Variablen „Alter in Jahren" wurden die folgenden vergleichenden
Untersuchungen durchgeführt:

- (1) bis incl. 55 Jahre vs. (2) 56 bis incl. 70 Jahre
- (1) bis incl. 55 Jahre vs. (3) ab 71 Jahre
- (2) 56 bis incl. 70 Jahre vs. (3) ab 71 Jahre (Tabelle 6/Tabelle 7).

Tabelle 6:   Vergleich – Eigenes Patientenkollektiv: Alter in Jahren.

	(1)		(2)		(3)		p-value		
Alter in Jahren	Mean	SD	Mean	SD	Mean	SD	(1) vs. (2)	(1) vs. (3)	(2) vs. (3)
Problemanalyse und Lösungsverhalten (KV 1)	35,29	9,406	35,24	9,411	35,03	10,115	0,985	0,926	0,921
Depressive Verarbeitung (KV 2)	35,41	13,680	30,47	12,137	32,54	15,178	0,199	0,498	0,506
Hedonismus (KV 3)	28,82	7,577	28,14	8,605	27,66	7,802	0,760	0,610	0,788
Religiosität und Sinnsuche (KV 4)	15,76	5,837	17,69	8,571	16,74	7,939	0,309	0,619	0,602
Misstrauen und Pessimismus (KV 5)	18,24	6,210	17,39	5,859	16,06	5,583	0,627	0,230	0,295
Kognitive Vermeidung und Dissimulation (KV 6)	21,76	7,554	20,65	7,873	21,17	8,655	0,609	0,802	0,780
Ablenkung und Selbst- aufwertung (KV 7)	19,94	4,943	19,29	7,602	19,03	6,119	0,687	0,568	0,864
Gefühlskontrolle und sozialer Rückzug (KV 8)	16,59	5,233	15,49	5,557	15,29	6,138	0,469	0,432	0,876
Regressive Tendenz (KV 9)	11,88	4,567	10,43	4,354	9,69	4,192	0,263	0,105	0,433
Relativierung durch Vergleich (KV 10)	12,12	3,219	11,80	3,719	11,66	3,733	0,736	0,649	0,867
Compliance-Strategien u. Arztvertrauen (KV 11)	15,29	3,567	17,41	2,499	17,54	3,081	0,034	0,034	0,832
Selbstermutigung (KV 12)	16,00	4,287	18,14	4,036	16,54	4,395	0,083	0,674	0,093

Bezüglich des Coping-Modus Compliance-Strategien u. Arztvertrauen (KV 11) zeigte sich ein statistisch signifikanter Unterschied bei den vergleichenden Untersuchungen zwischen „(1) bis incl. 55 Jahre vs. (2) 56 bis incl. 70 Jahre" (p = .034) und „(1) bis incl. 55 Jahre vs. (3) ab 71 Jahre" (p = .034) mit jeweils höheren Werten innerhalb der Gruppe der älteren Patienten (2) bzw. (3). Die weiteren vergleichenden Untersuchungen zwischen „(1) bis incl. 55 Jahre vs. (2) 56 bis incl. 70 Jahre" und „(1) bis incl. 55 Jahre vs. (3) ab 71 Jahre" ergaben keine statistisch signifikanten Unterschiede über die übrigen 11 Coping-Modi hinweg (KV 1 bis KV 10 und KV 12).

3.1.4 Schulabschluss

Bezüglich der Variablen „Schulabschluss" wurden die folgenden vergleichenden Untersuchungen durchgeführt:

- (1) Hauptschule ohne Abschluss und (2) Hauptschule mit Abschluss vs. (3) Mittlere Reife

- (1) Hauptschule ohne Abschluss und (2) Hauptschule mit Abschluss vs. (4) Abitur

- (3) Mittlere Reife vs. (4) Abitur (Tabelle 7).

Die vergleichenden Untersuchungen zwischen „(1) Hauptschule ohne Abschluss und (2) Hauptschule mit Abschluss vs. (3) Mittlere Reife" zeigten statistisch signifikante Unterschiede bezüglich der Coping-Modi Depressive Verarbeitung (KV 2) (p = .003), Kognitive Vermeidung und Dissimulation (KV 6) (p = .011) und Ablenkung und Selbstaufwertung (KV 7) (p = .025), jeweils mit höheren Werten innerhalb der Gruppe der Hauptschulabgänger (1) + (2). Die weiteren vergleichenden Untersuchungen zwischen „(1) Hauptschule ohne Abschluss und (2) Hauptschule mit Abschluss vs. (3) Mittlere Reife" blieben ohne statistisch signifikante Relevanz über die übrigen 9 Coping-Modi hinweg (KV 1, KV 3 bis KV 5 und KV 8 bis KV 12).
  Die vergleichende Untersuchung zwischen den Hauptschulabgängern (1) + (2) und den Abiturienten (4) lieferte ebenfalls einen statistisch signifikanten Unterschied bezüglich des Coping-Modus Depressive Verarbeitung (KV 2) (p = .039). Auch in diesem Fall ergaben sich höhere Werte innerhalb der Gruppe der Hauptschulabgänger (1) + (2). Die weiteren vergleichenden Untersuchungen zwischen „(1) Hauptschule ohne Abschluss und (2) Hauptschule mit Abschluss vs. (4) Abitur" wiesen keine statistisch signifikanten Unterschiede über die übrigen 11 Coping-Modi hinweg auf (KV 1, KV 3 bis KV 12).

Tabelle 7:   Vergleich – Eigenes Patientenkollektiv: Schulabschluss.

Schulabschluss	(1) + (2) Mean	SD	(3) Mean	SD	(4) Mean	SD	p-value (1) + (2) vs. (3)	(1) + (2) vs. (4)	(3) vs. (4)
Problemanalyse und Lösungsverhalten (KV 1)	34,84	9,401	33,97	8,761	37,50	10,871	0,678	0,319	0,195
Depressive Verarbeitung (KV 2)	36,77	14,758	27,79	10,513	29,50	12,677	0,003	0,039	0,591
Hedonismus (KV 3)	28,70	7,876	27,91	8,684	27,25	7,886	0,683	0,475	0,764
Religiosität und Sinnsuche (KV 4)	16,88	7,908	17,21	7,495	17,08	8,807	0,855	0,927	0,956
Misstrauen und Pessimismus (KV 5)	17,67	6,636	16,12	5,092	17,33	5,256	0,248	0,818	0,384
Kognitive Vermeidung und Dissimulation (KV 6)	23,44	8,517	18,91	6,653	19,67	8,069	0,011	0,078	0,708
Ablenkung und Selbstaufwertung (KV 7)	20,53	7,456	17,18	5,447	20,13	6,251	0,025	0,811	0,069
Gefühlskontrolle und sozialer Rückzug (KV 8)	15,91	5,576	14,85	5,165	16,13	6,616	0,393	0,892	0,435
Regressive Tendenz (KV 9)	10,44	4,442	11,09	4,582	9,42	3,821	0,535	0,325	0,137
Relativierung durch Vergleich (KV 10)	11,37	4,006	12,44	3,323	11,67	3,266	0,205	0,746	0,381
Compliance-Strategien u. Arztvertrauen (KV 11)	17,21	3,233	17,12	2,717	16,88	3,012	0,893	0,673	0,754
Selbstermutigung (KV 12)	17,63	4,546	16,94	4,156	16,92	3,988	0,492	0,509	0,982

Die vergleichenden Untersuchungen zwischen „(3) Mittlere Reife vs. (4) Abitur" waren ohne statistisch signifikante Relevanz (KV 1 bis KV 12).

3.1.5   *Akademischer Abschluss/Akademischer Grad*

Bezüglich der Variablen „Akademischer Abschluss/Akademischer Grad" wurden die folgenden vergleichenden Untersuchungen durchgeführt: (1) Hochschulabschluss (incl. vergleichbare Abschlüsse) vs. (2) kein Hochschulabschluss (Tabelle 8).

Tabelle 8:   Vergleich – Eigenes Patientenkollektiv:
Akademischer Abschluss/Akademischer Grad.

Akademischer Abschluss/ Akademischer Grad	(1)		(2)		p-value
	Mean	SD	Mean	SD	(1) vs. (2)
Problemanalyse und Lösungsverhalten (KV 1)	36,38	10,822	34,76	9,129	0,497
Depressive Verarbeitung (KV 2)	28,65	12,522	33,19	13,707	0,127
Hedonismus (KV 3)	27,19	8,030	28,40	8,152	0,514
Religiosität und Sinnsuche (KV 4)	17,04	8,530	17,04	7,752	0,999
Misstrauen und Pessimismus (KV 5)	17,46	5,069	16,93	6,086	0,666
Kognitive Vermeidung und Dissimulation (KV 6)	19,00	7,632	21,72	8,098	0,130
Ablenkung und Selbstaufwertung (KV 7)	19,77	6,231	19,15	6,847	0,671
Gefühlskontrolle und sozialer Rückzug (KV 8)	15,31	6,485	15,71	5,412	0,780
Regressive Tendenz (KV 9)	9,62	3,961	10,69	4,475	0,254
Relativierung durch Vergleich (KV 10)	11,73	3,389	11,83	3,710	0,904
Compliance-Strategien u. Arztvertrauen (KV 11)	17,15	3,029	17,08	2,994	0,915
Selbstermutigung (KV 12)	17,04	3,975	17,29	4,380	0,785

Die vergleichenden Untersuchungen zwischen „(1) Hochschulabschluss (incl. vergleichbare Abschlüsse) vs. (2) kein Hochschulabschluss" waren ohne statistisch signifikante Relevanz (KV 1 bis KV 12).

3.1.6 Berufstätigkeit

Bezüglich der Variablen „Berufstätigkeit" wurden die folgenden vergleichenden Untersuchungen durchgeführt: (1) berufstätig vs. (2) nicht berufstätig/Rentner(in)/Pensionär(in) (Tabelle 9).

Tabelle 9:   Vergleich – Eigenes Patientenkollektiv: Berufstätigkeit.

Berufstätigkeit	(1)		(2)		p-value
	Mean	SD	Mean	SD	(1) vs. (2)
Problemanalyse und Lösungsverhalten (KV 1)	35,86	9,011	34,90	9,825	0,639
Depressive Verarbeitung (KV 2)	32,59	13,168	31,79	13,713	0,787
Hedonismus (KV 3)	29,03	7,637	27,71	8,298	0,445
Religiosität und Sinnsuche (KV 4)	16,45	6,294	17,28	8,511	0,592
Misstrauen und Pessimismus (KV 5)	16,66	5,783	17,24	5,868	0,651
Kognitive Vermeidung und Dissimulation (KV 6)	21,66	7,237	20,76	8,366	0,595
Ablenkung und Selbstaufwertung (KV 7)	19,48	6,069	19,24	6,935	0,860
Gefühlskontrolle und sozialer Rückzug (KV 8)	15,03	5,448	15,83	5,787	0,515
Regressive Tendenz (KV 9)	11,76	4,838	9,88	4,056	0,071
Relativierung durch Vergleich (KV 10)	12,17	3,307	11,65	3,742	0,495
Compliance-Strategien u. Arztvertrauen (KV 11)	16,41	2,706	17,38	3,069	0,126
Selbstermutigung (KV 12)	17,28	4,284	17,21	4,282	0,943

Die vergleichenden Untersuchungen zwischen „(1) berufstätig vs. (2) nicht berufstätig/Rentner(in)/Pensionär(in)" waren ohne statistisch signifikante Relevanz (KV 1 bis KV 12).

3.1.7 Berufsgruppen

Bezüglich der Variablen „Berufsgruppen" wurden die folgenden vergleichenden Untersuchungen durchgeführt:

- (1) Handwerksberufe und handwerksähnliche Berufe/Mechaniker/Bauarbeiter vs. (2) Bürokräfte/höhere, überwiegend an den Schreibtisch gebundene Berufe
- (1) Handwerksberufe und handwerksähnliche Berufe/Mechaniker/Bauarbeiter vs. (3) Techniker/gleichrangige nichttechnische und naturwissenschaftliche Berufe/höhere Berufe mit technischer/elektronischer/biologischer/chemischer/physikalischer Grundlage
- (1) Handwerksberufe und handwerksähnliche Berufe/Mechaniker/Bauarbeiter vs. (4) Dienstleistungsberufe
- (1) Handwerksberufe und handwerksähnliche Berufe/Mechaniker/Bauarbeiter vs. (5) sonstige Berufe
- (2) Bürokräfte/höhere, überwiegend an den Schreibtisch gebundene Berufe vs. (3) Techniker/gleichrangige nichttechnische und naturwissenschaftliche Berufe/höhere Berufe mit technischer/elektronischer/biologischer/chemischer/physikalischer Grundlage
- (2) Bürokräfte/höhere, überwiegend an den Schreibtisch gebundene Berufe vs. (4) Dienstleistungsberufe
- (2) Bürokräfte/höhere, überwiegend an den Schreibtisch gebundene Berufe vs. (5) sonstige Berufe
- (3) Techniker/gleichrangige nichttechnische und naturwissenschaftliche Berufe/höhere Berufe mit technischer/elektronischer/biologischer/chemischer/physikalischer Grundlage vs. (4) Dienstleistungsberufe
- (3) Techniker/gleichrangige nichttechnische und naturwissenschaftliche Berufe/höhere Berufe mit technischer/elektronischer/biologischer/chemischer/physikalischer Grundlage vs. (5) sonstige Berufe
- (4) Dienstleistungsberufe vs. (5) sonstige Berufe (Tabelle 10).

Tabelle 10: Vergleich – Eigenes Patientenkollektiv: Berufsgruppen.

Berufsgruppen	(1) Mean	(1) SD	(2) Mean	(2) SD	(3) Mean	(3) SD	(4) Mean	(4) SD	(5) Mean	(5) SD	(1) vs. (2)	(1) vs. (3)	(1) vs. (4)	(1) vs (5)	(2) vs. (3)	(2) vs. (4)	(2) vs. (5)	(3) vs. (4)	(3) vs. (5)	(4) vs. (5)
Problemanalyse und Lösungsverhalten (KV 1)	33,909	10,910	38,870	7,307	37,105	10,132	33,958	8,873	30,231	9,311	0,083	0,337	0,987	0,299	0,530	0,044	0,009	0,293	0,058	0,249
Depressive Verarbeitung (KV 2)	33,091	15,115	33,087	14,954	31,895	12,481	30,458	13,128	31,385	11,616	0,999	0,783	0,533	0,711	0,780	0,526	0,707	0,716	0,907	0,827
Hedonismus (KV 3)	26,864	6,607	27,696	9,359	28,316	7,660	28,917	8,944	29,000	7,927	0,731	0,523	0,378	0,422	0,815	0,650	0,661	0,814	0,810	0,977
Religiosität und Sinnsuche (KV 4)	16,045	8,074	16,522	8,733	18,842	6,978	16,917	7,918	17,231	8,217	0,850	0,241	0,714	0,682	0,344	0,872	0,810	0,402	0,569	0,911
Misstrauen und Pessimismus (KV 5)	16,682	7,972	15,913	5,248	18,474	4,538	16,500	4,634	18,769	6,234	0,706	0,375	0,926	0,396	0,098	0,687	0,177	0,169	0,885	0,264
Kognitive Vermeidung und Dissimulation (KV 6)	22,136	9,513	20,739	8,125	20,526	4,846	20,375	8,064	21,538	9,718	0,600	0,491	0,504	0,861	0,917	0,878	0,804	0,940	0,733	0,716
Ablenkung und Selbstaufwertung (KV 7)	20,773	7,477	19,000	6,453	19,368	5,013	18,917	6,338	18,000	8,689	0,400	0,479	0,371	0,348	0,836	0,965	0,721	0,795	0,615	0,741
Gefühlskontrolle und sozialer Rückzug (KV 8)	15,591	6,645	15,826	4,960	14,842	4,958	15,333	5,746	16,846	6,568	0,894	0,683	0,889	0,591	0,526	0,754	0,632	0,765	0,361	0,492
Regressive Tendenz (KV 9)	9,091	3,927	10,435	4,470	10,316	3,497	11,542	5,116	10,692	4,479	0,289	0,297	0,074	0,296	0,923	0,433	0,870	0,357	0,801	0,605
Relativierung durch Vergleich (KV 10)	10,727	4,421	12,261	3,519	12,947	3,325	12,000	2,889	10,769	3,678	0,207	0,075	0,260	0,976	0,520	0,783	0,247	0,332	0,100	0,309
Compliance-Strategien u. Arztvertrauen (KV 11)	17,045	3,697	17,957	1,918	17,579	2,364	17,333	2,665	14,538	3,573	0,311	0,581	0,765	0,058	0,579	0,361	0,006	0,751	0,014	0,023
Selbstermutigung (KV 12)	16,864	4,235	17,696	4,446	17,421	3,761	17,667	4,706	15,923	4,132	0,524	0,658	0,546	0,525	0,829	0,983	0,240	0,850	0,307	0,254

Keine statistisch signifikanten Unterschiede ergaben sich bei den vergleichenden Untersuchungen zwischen „(1) Handwerksberufe und handwerksähnliche Berufe/Mechaniker/Bauarbeiter vs. (2) Bürokräfte/höhere, überwiegend an den Schreibtisch gebundene Berufe", „(1) Handwerksberufe und handwerksähnliche Berufe/Mechaniker/Bauarbeiter vs. (3) Techniker/gleichrangige nichttechnische und naturwissenschaftliche Berufe/höhere Berufe mit technischer/elektronischer/biologischer/chemischer/physikalischer Grundlage", „(1) Handwerksberufe und handwerksähnliche Berufe/Mechaniker/Bauarbeiter vs. (4) Dienstleistungsberufe", „(1) Handwerksberufe und handwerksähnliche Berufe/Mechaniker/Bauarbeiter vs. (5) sonstige Berufe", „(2) Bürokräfte/höhere, überwiegend an den Schreibtisch gebundene Berufe) vs. (3) Techniker/gleichrangige nichttechnische und naturwissenschaftliche Berufe/höhere Berufe mit technischer/elektronischer/biologischer/chemischer/physikalischer Grundlage" und „(3) Techniker/gleichrangige nichttechnische und naturwissenschaftliche Berufe/höhere Berufe mit technischer/elektronischer/biologischer/chemischer/physikalischer Grundlage vs. (4) Dienstleistungsberufe" (jeweils KV 1 bis KV 12).

Die vergleichenden Untersuchungen zwischen „(2) Bürokräfte/höhere, überwiegend an den Schreibtisch gebundene Berufe) vs. (4) Dienstleistungsberufe" zeigten einen statistisch signifikanten Unterschied bezüglich des Coping-Modus Problemanalyse und Lösungsverhalten (KV 1) (p = .044) mit höheren Werten seitens der Bürokräfte und schreibtischgebundenen Probanden (2). Die weiteren vergleichenden Untersuchungen zwischen „(2) Bürokräfte/höhere, überwiegend an den Schreibtisch gebundene Berufe) vs. (4) Dienstleistungsberufe" blieben ohne statistisch signifikante Unterschiede (KV 2 bis KV 12).

Zwischen „(2) Bürokräfte/höhere, überwiegend an den Schreibtisch gebundene Berufe) vs. (5) sonstige Berufe" ergaben die vergleichenden Untersuchungen bezüglich der Coping-Modi Problemanalyse und Lösungsverhalten (KV 1) (p = .009) und Compliance-Strategien u. Arztvertrauen (KV 11) (p = .006) statistisch signifikante Unterschiede. Dabei zeigten sich jeweils höhere Werte in der Gruppe der Bürokräfte und schreibtischgebundenen Probanden (2). Die weiteren vergleichenden Untersuchungen zwischen „(2) Bürokräfte/höhere, überwiegend an den Schreibtisch gebundene Berufe) vs. (5) sonstige Berufe" erbrachten keine statistisch signifikanten Unterschiede über die übrigen 10 Coping-Modi hinweg (KV 2 bis KV 10, KV 12).

Bei den vergleichenden Untersuchungen zwischen „(3) Techniker/gleichrangige nichttechnische und naturwissenschaftliche Berufe/höhere Berufe mit technischer/elektronischer/biologischer/chemischer/physikalischer Grundlage vs. (5) sonstige Berufe" zeigte sich ein statistisch signifikanter Unterschied bezüglich des Coping-Modus Compliance-Strategien u. Arztvertrauen (KV 11) (p = .014), mit höheren Werten bei der Berufsgruppe der Techniker und Diesen verwandter Berufe (3). Bei den weiteren vergleichenden Untersuchungen zwischen „(3) Techniker/gleichrangige nichttechnische und naturwissenschaftliche Berufe/höhere Berufe mit technischer /elektronischer/biologischer/chemischer/ physikalischer Grundlage vs. (5) sonstige Berufe" ergaben keine statistisch signifikante Relevanz über die übrigen 11 Coping-Modi hinweg (KV 1 bis KV 10, KV 12).

Ein weiterer statistisch signifikanter Unterschied bezüglich des Coping-Modus Compliance-Strategien u. Arztvertrauen (KV 11) zeigte sich bei den vergleichenden Untersuchungen zwischen „(4) Dienstleistungsberufe vs. (5) sonstige Berufe" (p = .023) mit höheren Werten in der Berufsgruppe der Dienstleister (4). Die weiteren vergleichenden Untersuchungen zwischen „(4) Dienstleistungsberufe vs. (5) sonstige Berufe" ergaben keine statistisch signifikante Relevanz über die übrigen 11 Coping-Modi hinweg (KV 1 bis KV 10, KV 12).

3.1.8 Familienstand

Bezüglich der Variablen „Familienstand" wurden die folgenden vergleichenden Untersuchungen durchgeführt: (1) verheiratet vs. (2) ledig und (3) verwitwet und (4) geschieden/getrennt (Tabelle 11).

Tabelle 11: Vergleich – Eigenes Patientenkollektiv: Familienstand.

Familienstand	(1) Mean	(1) SD	(2) + (3) + (4) Mean	(2) + (3) + (4) SD	p-value (1) vs. (2) + (3) + (4)
Problemanalyse und Lösungsverhalten (KV 1)	35,14	8,997	35,27	10,954	0,956
Depressive Verarbeitung (KV 2)	32,08	13,347	31,87	14,080	0,943
Hedonismus (KV 3)	28,27	8,562	27,67	6,994	0,714
Religiosität und Sinnsuche (KV 4)	18,25	8,313	14,17	6,092	0,008
Misstrauen und Pessimismus (KV 5)	17,11	5,683	16,97	6,234	0,913
Kognitive Vermeidung und Dissimulation (KV 6)	21,96	7,857	18,80	8,138	0,078
Ablenkung und Selbstaufwertung (KV 7)	19,72	6,623	18,33	6,789	0,350
Gefühlskontrolle und sozialer Rückzug (KV 8)	15,59	5,549	15,63	6,066	0,974
Regressive Tendenz (KV 9)	10,46	4,272	10,30	4,617	0,868
Relativierung durch Vergleich (KV 10)	11,92	3,557	11,53	3,794	0,640
Compliance-Strategien u. Arztvertrauen (KV 11)	17,80	2,447	15,43	3,501	0,002
Selbstermutigung (KV 12)	17,90	3,997	15,63	4,507	0,021

Bei den vergleichenden Untersuchungen zwischen „(1) verheiratet vs. (2) ledig und (3) verwitwet und (4) geschieden/getrennt" ergaben sich statistisch signifikante Unterschiede bezüglich der Coping-Modi Religiosität und Sinnsuche (KV 4) (p = .008), Compliance-Strategien u. Arztvertrauen (KV 11) (p = .002) und Selbstermutigung (KV 12) (p = .021), jeweils mit höheren Werten bei den verheirateten Probanden (1). Bei den weiteren vergleichenden Untersuchungen zwischen „(1) verheiratet vs. (2) ledig und (3) verwitwet und (4) geschieden/getrennt" ergaben sich keine statistisch signifikanten Unterschiede über die übrigen 9 Coping-Modi hinweg (KV 1 bis KV 3 und KV 5 bis KV 10).

3.1.9 Sozialleben im Haushalt

Bezüglich der Variablen „Sozialleben im Haushalt" wurden die folgenden vergleichenden Untersuchungen durchgeführt: (1) allein lebend vs. (2) zusammenlebend mit Partner/in (Tabelle 12).

Tabelle 12: Vergleich – Eigenes Patientenkollektiv: Sozialleben im Haushalt.

Sozialleben im Haushalt	(1)		(2)		p-value
	Mean	SD	Mean	SD	(1) vs. (2)
Problemanalyse und Lösungsverhalten (KV 1)	35,80	10,728	34,97	9,217	0,732
Depressive Verarbeitung (KV 2)	32,00	14,451	32,03	13,270	0,994
Hedonismus (KV 3)	26,60	6,474	28,58	8,547	0,228
Religiosität und Sinnsuche (KV 4)	13,04	5,152	18,36	8,244	0,000
Misstrauen und Pessimismus (KV 5)	17,08	6,238	17,07	5,721	0,992
Kognitive Vermeidung und Dissimulation (KV 6)	18,48	8,084	21,86	7,890	0,076
Ablenkung und Selbstaufwertung (KV 7)	18,12	6,747	19,70	6,641	0,315
Gefühlskontrolle und sozialer Rückzug (KV 8)	15,80	6,455	15,54	5,442	0,857
Regressive Tendenz (KV 9)	10,08	4,358	10,53	4,377	0,660
Relativierung durch Vergleich (KV 10)	11,56	3,765	11,88	3,585	0,710
Compliance-Strategien u. Arztvertrauen (KV 11)	15,44	3,776	17,64	2,475	0,010
Selbstermutigung (KV 12)	14,88	4,447	18,00	3,929	0,003

Bei den vergleichenden Untersuchungen, die Variable „Sozialleben im Haushalt"
betreffend, ergaben sich zwischen den allein lebenden (1) und den partnerschaftlich zusammenlebenden (2) Personen statistisch signifikante Unterschiede bezüglich der Coping-Modi Religiosität und Sinnsuche (KV 4) (p = .000), Compliance-Strategien u. Arztvertrauen (KV 11) (p = .010) und Selbstermutigung
(KV 12) (p = .003), jeweils mit höheren Werten in der Gruppe von Probanden
mit gemeinsamen Haushalt (2). Die weiteren vergleichenden Untersuchungen
zwischen „(1) allein lebend vs. (2) zusammenlebend mit Partner/in" zeigten
keine statistisch signifikanten Unterschiede über die übrigen 9 Coping-Modi
hinweg (KV 1 bis KV 3 und KV 5 bis KV 10).

3.1.10 Wohnort

Bezüglich der Variablen „Wohnort" wurden die folgenden vergleichenden Untersuchungen durchgeführt: (1) Dorf und (2) Kleinstadt (unter 25.000 Einwohner) vs. (3) Mittlere Stadt (25.000 bis 100000 Einwohner) und (4) Großstadt
(Tabelle 13).

Tabelle 13: Vergleich – Eigenes Patientenkollektiv: Wohnort.

Wohnort	(1) + (2) Mean	SD	(3) + (4) Mean	SD	p-value (1) + (2) vs. (3) + (4)
Problemanalyse und Lösungsverhalten (KV 1)	36,41	9,392	34,02	9,670	0,211
Depressive Verarbeitung (KV 2)	32,27	12,770	31,79	14,271	0,860
Hedonismus (KV 3)	28,88	8,323	27,35	7,889	0,346
Religiosität und Sinnsuche (KV 4)	19,20	8,236	15,00	7,090	0,007
Misstrauen und Pessimismus (KV 5)	17,61	6,177	16,56	5,475	0,367
Kognitive Vermeidung und Dissimulation (KV 6)	21,76	7,960	20,33	8,116	0,374
Ablenkung und Selbstaufwertung (KV 7)	20,06	6,584	18,60	6,734	0,272
Gefühlskontrolle und sozialer Rückzug (KV 8)	16,24	5,811	15,00	5,534	0,274
Regressive Tendenz (KV 9)	10,41	4,143	10,42	4,586	0,986
Relativierung durch Vergleich (KV 10)	12,08	3,707	11,54	3,539	0,454
Compliance-Strategien u. Arztvertrauen (KV 11)	17,45	2,829	16,77	3,122	0,254
Selbstermutigung (KV 12)	18,12	3,822	16,38	4,512	0,039

Zwischen „(1) Dorf und (2) Kleinstadt (unter 25.000 Einwohner) vs. (3) Mittlere Stadt (25.000 bis 100000 Einwohner) und (4) Großstadt" erbrachten die vergleichenden Untersuchungen statistisch signifikante Unterschiede bezüglich der Coping-Modi Religiosität und Sinnsuche (KV 4) (p = .007) und Selbstermutigung (KV 12) (p = .039). Dabei wiesen jeweils die Bewohner des Dorfs und der Kleinstadt (1) + (2) höhere Werte auf. Die weiteren vergleichenden Untersuchungen zwischen „(1) Dorf und (2) Kleinstadt (unter 25.000 Einwohner) vs. (3) Mittlere Stadt (25.000 bis 100000 Einwohner) und (4) Großstadt" blieben ohne statistisch signifikante Relevanz (KV 1 bis KV 3 und KV 5 bis KV 11).

3.1.11 Patienteneigene Angabe des krankheitsauslösenden Faktors

Bezüglich der Variablen „Patienteneigene Angabe des krankheitsauslösenden Faktors" wurden die folgenden vergleichenden Untersuchungen durchgeführt:

- (1) Schicksal (Genetik, Familiär, Alter, Sonstige) vs. (2) beeinflussbarer CV-Risikofaktor (evidenzbasierte Medizin)
- (1) Schicksal (Genetik, Familiär, Alter, Sonstige) vs. (3) keine Angabe/ keine Ahnung
- (2) beeinflussbarer CV-Risikofaktor (evidenzbasierte Medizin) vs. (3) keine Angabe/keine Ahnung (Tabelle 14).

Die vergleichenden Untersuchungen zwischen „(1) Schicksal (Genetik, Familiär, Alter, Sonstige)" vs. „(2) beeinflussbarer CV-Risikofaktor (evidenzbasierte Medizin)" lieferten keine statistisch signifikanten Unterschiede über alle 12 Coping-Modi (KV 1 bis KV 12) hinweg. Identisch verhielt es sich bei den vergleichenden Untersuchungen zwischen „(1) Schicksal (Genetik, Familiär, Alter, Sonstige)" vs. „(3) keine Angabe/keine Ahnung".

Bei der vergleichenden Untersuchung zwischen „(2) beeinflussbarer CV-Risikofaktor (evidenzbasierte Medizin)" vs. „(3) keine Angabe/keine Ahnung" zeigte sich ein statistisch signifikanter Unterschied bezüglich des Coping-Modus Relativierung durch Vergleich (KV 10) (p = .034). Höhere Werte zeigte dabei die Gruppe an Probanden, die mindestens einen kardiovaskulären Risikofaktor aufwiesen. Die weiteren vergleichenden Untersuchungen zwischen „(2) beeinflussbarer CV-Risikofaktor (evidenzbasierte Medizin)" vs. „(3) keine Angabe/keine Ahnung" erbrachten keine statistisch signifikanten Unterschiede über die übrigen 11 Coping-Modi hinweg (KV 1 bis KV 9 und KV 11 bis KV 12).

Tabelle 14: Vergleich – Eigenes Patientenkollektiv: Patienteneigene Angabe des krankheitsauslösenden Faktors.

Patienteneigene Angabe des krankheitsauslösenden Faktors	(1)		(2)		(3)		p-value		
	Mean	SD	Mean	SD	Mean	SD	(1) vs. (2)	(1) vs. (3)	(2) vs. (3)
Problemanalyse und Lösungsverhalten (KV 1)	33,30	8,346	38,06	9,341	35,48	10,247	0,095	0,287	0,353
Depressive Verarbeitung (KV 2)	29,94	11,921	35,75	14,576	32,19	14,085	0,178	0,432	0,398
Hedonismus (KV 3)	26,18	7,796	29,88	7,182	28,75	8,455	0,111	0,156	0,604
Religiosität und Sinnsuche (KV 4)	16,30	7,355	16,38	6,344	17,71	8,725	0,972	0,426	0,507
Misstrauen und Pessimismus (KV 5)	17,33	5,377	18,44	5,501	16,48	6,198	0,512	0,504	0,238
Kognitive Vermeidung und Dissimulation (KV 6)	19,94	7,416	23,38	6,682	20,98	8,739	0,113	0,558	0,255
Ablenkung und Selbstaufwertung (KV 7)	18,64	5,968	19,38	6,292	19,71	7,263	0,698	0,460	0,858
Gefühlskontrolle und sozialer Rückzug (KV 8)	14,48	4,816	17,50	5,060	15,73	6,256	0,057	0,305	0,258
Regressive Tendenz (KV 9)	10,85	4,803	10,69	3,701	10,06	4,290	0,898	0,444	0,571
Relativierung durch Vergleich (KV 10)	12,30	3,368	13,13	3,030	11,08	3,814	0,397	0,125	0,034
Compliance-Strategien u. Arztvertrauen (KV 11)	16,91	3,404	17,06	2,144	17,23	2,975	0,849	0,657	0,805
Selbstermutigung (KV 12)	17,00	4,077	18,31	3,439	17,04	4,610	0,247	0,968	0,243

3.2 Statistische Auswertung der vergleichenden Untersuchungen zwischen dem eigenen Patientenkollektiv und dem Vergleichskollektiv

Die statistische Auswertung zwischen (1) dem eigenen Patientenkollektiv und (2) dem Vergleichskollektiv von Buddeberg und Muthny aus dem Jahr 1989 erfolgte bezüglich der 12 Coping-Modi (KV 1 bis KV 12): Problemanalyse und Lösungsverhalten (KV 1), Depressive Verarbeitung (KV 2), Hedonismus (KV 3), Religiosität und Sinnsuche (KV 4), Misstrauen und Pessimismus (KV 5), Kognitive Vermeidung und Dissimulation (KV 6), Ablenkung und Selbstaufwertung (KV 7), Gefühlskontrolle und sozialer Rückzug (KV 8), Regressive Tendenz (KV 9), Relativierung durch Vergleich (KV 10), Compliance-Strategien u. Arztvertrauen (KV 11), Selbstermutigung (KV 12) (Tabelle 15).

Tabelle 15: Vergleich – Eigenes Patientenkollektiv vs. Vergleichskollektiv.

(1) Eigenes Kollektiv vs. (2) Vergleichskollektiv	(1)		(2)		p-value
	Mean	SD	Mean	SD	(1) vs. (2)
Problemanalyse und Lösungsverhalten (KV 1)	35,18	9,564	39,15	12,020	0,001
Depressive Verarbeitung (KV 2)	32,02	13,498	37,99	16,160	0,000
Hedonismus (KV 3)	28,09	8,098	32,18	8,800	0,000
Religiosität und Sinnsuche (KV 4)	17,04	7,916	18,72	7,780	0,064
Misstrauen und Pessimismus (KV 5)	17,07	5,821	17,86	7,080	0,261
Kognitive Vermeidung und Dissimulation (KV 6)	21,02	8,032	22,23	7,560	0,183
Ablenkung und Selbstaufwertung (KV 7)	19,31	6,669	21,00	6,590	0,027
Gefühlskontrolle und sozialer Rückzug (KV 8)	15,60	5,676	17,84	5,620	0,001
Regressive Tendenz (KV 9)	10,42	4,355	9,75	4,210	0,179
Relativierung durch Vergleich (KV 10)	11,80	3,614	14,14	3,900	0,000
Compliance-Strategien u. Arztvertrauen (KV 11)	17,10	2,988	17,01	2,880	0,793
Selbstermutigung (KV 12)	17,23	4,261	18,38	4,790	0,023

Die vergleichenden Untersuchungen zwischen „(1) eigenes Patientenkollektiv vs. (2) Vergleichskollektiv" lieferte statistisch signifikante Unterschiede bezüglich der Coping-Modi Problemanalyse und Lösungsverhalten (KV 1) (p = .000), Depressive Verarbeitung (KV 2) (p = .000), Hedonismus (KV 3) (p = .000), Ablenkung und Selbstaufwertung (KV 7) (p = .027), Gefühlskontrolle und sozialer Rückzug (KV 8) (p = .001), Relativierung durch Vergleich (KV 10) (p = .000) und Selbstermutigung (KV 12) (p = .023). Das Vergleichskollektiv von Muthny wies dabei durchgehend höhere Werte auf. Die weiteren vergleichenden Untersuchungen zwischen „(1) eigenes Patientenkollektiv vs. (2) Vergleichskollektiv" lieferten keine statistisch signifikanten Unterschiede über die übrigen 5 Coping-Modi hinweg (KV 4 bis KV 6, KV 9 und KV 11).

3.3 Zusammenfassung der vergleichenden Untersuchungen mit statistisch signifikanten Ergebnisse bzgl. der Coping-Modi (KV 1 bis KV 12)

Statistisch signifikante Unterschiede bzgl. des Coping-Modus Problemanalyse und Lösungsverhalten (KV 1) zeigten sich bei den folgenden vergleichenden Untersuchungen innerhalb des eigenen Kollektivs (Tabelle 16).

Tabelle 16: Stat. sign. Unterschiede – Eigenes Patientenkollektiv: Problemanalyse und Lösungsverhalten (KV 1).

Problemanalyse und Lösungsverhalten (KV 1)			
Berufsgruppen	**Bürokräfte/höhere, überwiegend an den Schreibtisch gebundene Berufe**	Dienstleistungsberufe	p = .044
Berufsgruppen	**Bürokräfte/höhere, überwiegend an den Schreibtisch gebundene Berufe**	Sonstige Berufe	p = .009

(**fett markiert** ≈ höhere Werte)

Ein statistisch signifikanter Unterschied bzgl. des Coping-Modus Problemanalyse und Lösungsverhalten (KV 1) zeigte sich bei der vergleichenden Untersuchung zwischen dem eigenen Kollektiv und dem Vergleichskollektiv (Tabelle 17).

Tabelle 17: Stat. sign. Unterschied – Eigenes Patientenkollektiv vs. Vergleichskollektiv: Problemanalyse und Lösungsverhalten (KV 1).

Problemanalyse und Lösungs-verhalten (KV 1)	Eigenes Kollektiv (Herzchirurgie)	**Vergleichskollektiv (Dialyse, Brustkrebs)**	p = .000

(**fett markiert** ≈ höhere Werte)

Statistisch signifikante Unterschiede bzgl. des Coping-Modus Depressive Verarbeitung (KV 2) zeigten sich bei den folgenden vergleichenden Untersuchungen innerhalb des eigenen Kollektivs (Tabelle 18).

Tabelle 18: Stat. sign. Unterschiede – Eigenes Patientenkollektiv: Depressive Verarbeitung (KV 2).

Depressive Verarbeitung (KV 2)			
Schulabschluss	**Hauptschule ohne Abschluss und Hauptschule mit Abschluss**	Mittlere Reife	p = .003
Schulabschluss	**Hauptschule ohne Abschluss und Hauptschule mit Abschluss**	Abitur	p = .039

(**fett markiert** ≈ höhere Werte)

Ein statistisch signifikanter Unterschied bzgl. des Coping-Modus Depressive Verarbeitung (KV 2) zeigte sich bei der vergleichenden Untersuchung zwischen dem eigenen Kollektiv und dem Vergleichskollektiv (Tabelle 19).

Tabelle 19: Stat. sign. Unterschied – Eigenes Patientenkollektiv vs. Vergleichskollektiv: Depressive Verarbeitung (KV 2).

Depressive Verarbeitung (KV 2)	Eigenes Kollektiv (Herzchirurgie)	**Vergleichskollektiv (Dialyse, Brustkrebs)**	p = .000

(**fett markiert** ≈ höhere Werte)

Ein statistisch signifikanter Unterschied bzgl. des Coping-Modus Hedonismus (KV 3) zeigte sich bei der vergleichenden Untersuchung zwischen dem eigenen Kollektiv und dem Vergleichskollektiv (Tabelle 20).

Tabelle 20: Stat. sign. Unterschied – Eigenes Patientenkollektiv vs. Vergleichskollektiv: Hedonismus (KV 3).

Hedonismus (KV 3)	Eigenes Kollektiv (Herzchirurgie)	**Vergleichskollektiv (Dialyse, Brustkrebs)**	p = .000

(**fett markiert** ≈ höhere Werte)

Statistisch signifikante Unterschiede bzgl. des Coping-Modus Religiosität und Sinnsuche (KV 4) zeigten sich bei den folgenden vergleichenden Untersuchungen innerhalb des eigenen Kollektivs (Tabelle 21).

Tabelle 21: Stat. sign. Unterschiede – Eigenes Patientenkollektiv: Religiosität und Sinnsuche (KV 4).

Religiosität und Sinnsuche (KV 4)			
Familienstand	**verheiratet**	ledig und verwitwet und geschieden/getrennt	p = .008
Sozialleben im Haushalt	allein lebend	**zusammenlebend mit Partner/in**	p = .000
Wohnort	**Dorf und Kleinstadt (unter 25.000 Einwohner)**	Mittlere Stadt (25.000 bis 100000 Einwohner) und Großstadt	p = .007

(**fett markiert** ≈ höhere Werte)

Statistisch signifikante Unterschiede bzgl. des Coping-Modus Kognitive Vermeidung und Dissimulation (KV 6) zeigten sich bei den folgenden vergleichenden Untersuchungen innerhalb des eigenen Kollektivs (Tabelle 22).

Tabelle 22: Stat. sign. Unterschiede – Eigenes Patientenkollektiv:
Kognitive Vermeidung und Dissimulation (KV 6).

Kognitive Vermeidung und Dissimulation (KV 6)			
Schulabschluss	**Hauptschule ohne Abschluss und Hauptschule mit Abschluss**	Mittlere Reife	p = .011

(**fett markiert** ≈ höhere Werte)

Statistisch signifikante Unterschiede bzgl. des Coping-Modus Ablenkung und
Selbstaufwertung (KV 7) zeigten sich bei den folgenden vergleichenden Untersuchungen innerhalb des eigenen Kollektivs (Tabelle 23).

Tabelle 23: Stat. sign. Unterschiede – Eigenes Patientenkollektiv: Ablenkung
und Selbstaufwertung (KV 7).

Ablenkung und Selbstaufwertung (KV 7)			
Operationsverfahren/ operationsbedürftige Erkrankung	Klappenchirurgie (Klappenvitium) und anderweitiger kardiochirurgischer Eingriff (Bentall-Operation, ACI-Plastik, ASD-Verschluss, Myxom-Entfernung, SM Re-Implantation)	**Kombinationseingriff aus CABG (KHK) und Klappenchirurgie (Klappenvitium)**	p = .033
Schulabschluss	**Hauptschule ohne Abschluss und Hauptschule mit Abschluss**	Mittlere Reife	p = .025

(**fett markiert** ≈ höhere Werte)

Ein statistisch signifikanter Unterschied bzgl. des Coping-Modus Ablenkung und
Selbstaufwertung (KV 7) zeigte sich bei der vergleichenden Untersuchung zwischen dem eigenen Kollektiv und dem Vergleichskollektiv (Tabelle 24).

Tabelle 24: Stat. sign. Unterschied – Eigenes Patientenkollektiv vs.
Vergleichskollektiv: Ablenkung und Selbstaufwertung (KV 7).

Ablenkung und Selbstaufwertung (KV 7)	Eigenes Kollektiv (Herzchirurgie)	**Vergleichskollektiv (Dialyse, Brustkrebs)**	p = .027

(**fett markiert** ≈ höhere Werte)

Ein statistisch signifikanter Unterschied bzgl. des Coping-Modus Gefühlskontrolle
und sozialer Rückzug (KV 8) zeigte sich bei der vergleichenden Untersuchung
zwischen dem eigenen Kollektiv und dem Vergleichskollektiv (Tabelle 25).

Tabelle 25: Stat. sign. Unterschied – Eigenes Patientenkollektiv vs. Vergleichskollektiv: Gefühlskontrolle und sozialer Rückzug (KV 8).

Gefühlskontrolle und sozialer Rückzug (KV 8)	Eigenes Kollektiv (Herzchirurgie)	**Vergleichskollektiv (Dia-lyse, Brustkrebs)**	p = .001

(fett markiert ≈ höhere Werte)

Statistisch signifikante Unterschiede bzgl. des Coping-Modus Relativierung durch Vergleich (KV 10) zeigten sich bei den folgenden vergleichenden Untersuchungen innerhalb des eigenen Kollektivs (Tabelle 26).

Tabelle 26: Stat. sign. Unterschiede – Eigenes Patientenkollektiv: Relativierung durch Vergleich (KV 10).

Relativierung durch Vergleich (KV 10)			
Patienteneigene Angabe des krankheitsauslösenden Faktors	**Beeinflussbarer CV-Risikofaktor (evidenzbasierte Medizin)**	keine Angabe/ keine Ahnung	p = .034

(fett markiert ≈ höhere Werte)

Ein statistisch signifikanter Unterschied bzgl. des Coping-Modus Relativierung durch Vergleich (KV 10) zeigte sich bei der vergleichenden Untersuchung zwischen dem eigenen Kollektiv und dem Vergleichskollektiv (Tabelle 27).

Tabelle 27: Stat. sign. Unterschied – Eigenes Patientenkollektiv vs. Vergleichskollektiv: Relativierung durch Vergleich (KV 10).

Relativierung durch Vergleich (KV 10)	Eigenes Kollektiv (Herzchirurgie)	**Vergleichskollektiv (Dialyse, Brustkrebs)**	p = .000

(fett markiert ≈ höhere Werte)

Statistisch signifikante Unterschiede bzgl. des Coping-Modus Compliance-Strategien u. Arztvertrauen (KV 11) zeigten sich bei den folgenden vergleichenden Untersuchungen innerhalb des eigenen Kollektivs (Tabelle 28).

Tabelle 28: Stat. sign. Unterschiede – Eigenes Patientenkollektiv: Compliance-Strategien u. Arztvertrauen (KV 11).

Compliance-Strategien u. Arztvertrauen (KV 11)			
Alter in Jahren	bis incl. 55 Jahre	**56 bis incl. 70 Jahre**	p = .034
Alter in Jahren	bis incl. 55 Jahre	**ab 71 Jahre**	p = .034
Berufs-gruppen	**Bürokräfte/höhere, überwiegend an den Schreibtisch gebundene Berufe**	Sonstige Berufe	p = .006
Berufs-gruppen	**Techniker/gleichrangige nichttechnische und naturwissenschaftliche Berufe/höhere Berufe mit technischer/elektronischer/biologischer/ chemischer/physikalischer Grundlage**	Sonstige Berufe	p = .014
Berufs-gruppen	**Dienstleistungsberufe**	Sonstige Berufe	p = .023
Familienstand	**verheiratet**	ledig und verwitwet und geschieden/ getrennt	p = .002
Sozialleben im Haushalt	allein lebend	**zusammenlebend**	p = .010

(fett markiert ≈ höhere Werte)

Statistisch signifikante Unterschiede bzgl. des Coping-Modus Selbstermutigung (KV 12) zeigten sich bei den folgenden vergleichenden Untersuchungen innerhalb des eigenen Kollektivs (Tabelle 29).

Tabelle 29: Stat. sign. Unterschiede – Eigenes Patientenkollektiv: Selbstermutigung (KV 12).

Selbstermutigung (KV 12)			
Familienstand	**verheiratet**	ledig und verwitwet und geschieden/getrennt	p = .021
Sozialleben im Haushalt	allein lebend	**zusammenlebend mit Partner/in**	p = .003
Wohnort	**Dorf und Kleinstadt (unter 25.000 Einwohner)**	Mittlere Stadt (25.000 bis 100000 Einwohner) und Großstadt	p = .039

(fett markiert ≈ höhere Werte)

Ein statistisch signifikanter Unterschied bzgl. des Coping-Modus Selbstermutigung (KV 12) zeigte sich bei der vergleichenden Untersuchung zwischen dem eigenen Kollektiv und dem Vergleichskollektiv (Tabelle 30).

Tabelle 30: Stat. sign. Unterschied – Eigenes Patientenkollektiv vs. Vergleichskollektiv: Selbstermutigung (KV 12).

Selbstermutigung (KV 12)	Eigenes Kollektiv (Herzchirurgie)	**Vergleichskollektiv (Dialyse, Brustkrebs)**	p = .023

(**fett markiert** ≈ höhere Werte)

4 Diskussion

4.1 Psychokardiologie – Ein Einblick – Lohnt sich die Diskussion?

Dass eine ausgeglichene Psychohygiene für die Primärprävention insbesondere der KHK, aber auch anderer kardialer Erkrankungen eine entscheidende Bedeutung hat, ist gegenwärtig in das Bewusstsein der westlichen Medizin aufgenommen worden. Und doch hat es seit dem Begründer der wissenschaftlich fundierten Medizin Hippokrates von Kos (460 – 370 v. Chr.) bis zum Jahr 2004 gedauert, bis Yusuf et al. durch ihre Metaanalyse mit der beachtlichen Fallzahl von n = 29.972 Probanden die letzten Zweifel der westlich-wissenschaftlichen Medizin am Zusammenhang zwischen psychosozialen Faktoren und der Entstehung und Folgen der KHK ausräumen konnten [Yusuf, 2004].

Den hippokratischen Gedanken vom Körper als Mikrokosmos, bestehend aus den vier Körpersäften Blut, Schleim, gelbe und schwarze Galle mit den zugehörigen Qualitäten heiß, feucht, trocken und kalt, ergänzten die Mediziner der späten Antike um die vier Elemente Feuer, Luft, Wasser und Erde, bevor Galen von Pergamon (130 – 201 n. Chr.) den Zusammenhang zwischen jener Säftelehre, einem fiktiven Herz-Kreislauf-System und dem psychischen Konstitutionstyp des Menschen etablierte. Nach seinem Verständnis beinhaltete das menschliche Blut eine symbiontische Gemengelage der vier Körpersäfte rotes Blut, Schleim, gelbe und schwarze Galle, die bei Überhandnahme eines Saftes in einem bestimmten psychischen Konstitutionstyp resultierten: Sanguiniker (rotes Blut), Phlegmatiker (Schleim), Choleriker (gelbe Galle) und Melancholiker (schwarze Galle). Dabei postulierte Galen von Pergamon ein fiktives Kreislaufsystem, in dem nach Nahrungsaufnahme die vier Körpersäfte in der Leber durch Verkochung entstanden, anschließend über die V. cava inf. das rechte Herz, später durch Porenbildung das linke Herz, erreichten und nachfolgend als Pendelvolumen die Lunge und die Peripherie durchströmten. Jenem Pendelvolumen mischte sich, Galens Verständnis nach, Luft aus der Lunge bei, bevor es anschließend in der linken Herzkammer beseelt wurde (pneuma psychikon) und schließlich das Gehirn erreichte [Rulliere, 1978].

Als einer der wichtigsten Begründer des Verständnisses von der Einheit – Herz und Seele – steht Galen von Pergamon damit an der Spitze einer Schar von Gelehrten, Dichtern und anderen Berühmtheiten, die sich von der Antike bis zur Neuzeit von dem Gedanken der Untrennbarkeit des Herzens von der Seele inspiriert sahen und bis zur Gegenwart nie müde wurden, dies öffentlich wirksam zu postulieren: „... Die Menge aber der Gläubigen war ein Herz und eine Seele ..." (Apostelgeschichte 4, 32; Die Bibel), „Ein Herz und eine Seele" (Deutsche Fernsehserie; 1973 – 1976 von Wolfgang Menge), „Geh' davon aus, dass mein Herz bricht, ... wenn meine Seele nicht mehr spricht ..." [Söhne Mannheims, 2000]. Mit der Akzeptanz der Untrennbarkeit kardialer Erkrankungen, deren Risikofaktoren und konkomitierender psychosozialer Faktoren, drängt die Frage in den Vordergrund, welche Herzpatienten respektive psychosomatisch-psychiatrische Patienten, überhaupt von einer dualen kardiologischen und psychotherapeutischen Behandlung profitieren und wie ebendiese im besten Fall zu strukturieren wäre. Des Weiteren gilt anzudenken, inwieweit ein fächerübergreifendes Wissen unter den ärztlich-somatischen, ärztlich-psychosozialen und mehr noch den nichtärztlich-psychosozialen Vertretern der Heilberufe bereits vorausgesetzt werden kann. Ist der jeweilige Vertreter seines Fachs, sei es der Arzt oder Therapeut, für fächerübergreifende Fragen des Patienten bzgl. seiner Grunderkrankung überhaupt gewappnet oder riskiert er bei Unwissenheit den Kompetenzverlust in den Augen des Kranken?

Das Verständnis von einer Therapie als berufsgruppenübergreifendes Teamwork ist unabdingbar, so dass der Weg vom rein somatischen Krankheitsbild hin zum biopsychosozialen Krankheitsverständnis nur interkollegial bewerkstelligt werden kann. Dabei hat die Patientensicherheit die höchste Priorität. Ist beispielsweise die Herzneurose, im Sinne einer somatoformen autonomen Funktionsstörung (57% der Patienten mit Thoraxschmerz; von einigen Autoren als MUPS „medically unexplained physical symptoms" bezeichnet [Nimnuan, 2001]), unter psychotherapeutischer Betreuung oftmals gut zu therapieren und nicht mit unmittelbarer Lebensgefahr assoziiert, so sehen sich Psychotherapeuten in der Psychokardiologie plötzlich der Gefahr ausgesetzt, dass bei realem somatischen Herzleiden des Patienten eine emotionale Reaktion, im Rahmen der therapeutischen Sitzungen, mitunter die Gefahr einer akut lebensbedrohlichen Exazerbation des kardialen Grundleidens bedingen könnte. Auch sieht sich selbst der erfahrene Psychotherapeut bei mangelnder Kenntnis der somatisch-kardiologischen Krankheitsbilder oftmals der durch Gegenübertragung ausgelösten Angst ausgesetzt, sein Patient könnte jederzeit an einem akuten kardialen Ereignis versterben.

In der Regel obliegt der medizinische Erstkontakt eines psychokardiologischen Patienten dem somatischen Arzt. Ursächlich hierfür ist der logische Gedankengang des Patienten, bei Herzbeschwerden zunächst den somatisch-kardiologischen Fachmann zu konsultieren. Somit ist es zunächst an den hausärztlichen, internistischen und chirurgischen Kollegen, auch die psychosoziale Genese des Patienten zu bewerten und ggf. einen weiteren fächerübergreifenden Therapieplan zu bahnen. Wünschenswert wäre standardmäßig eine biopsychosoziale Anamnese durch den somatisch orientierten Arzt als Fundament einer psychokardiologischen Grundversorgung [Titscher, 2011; Herrmann-Lingen, 2014; Albus 2014]. Aus großer Macht folgt große Verantwortung – und so ist es manchmal die schwierigste geistige Handlung des behandelnden Arztes oder

Therapeuten, sich einer eventuellen Überforderung gewahr zu werden und im Sinne des Patienten an den fachmännischen Kollegen zu verweisen.

Seitens der Patienten ist die Abneigung gegenüber der Diagnose einer begleitenden psychischen Erkrankung, nicht zuletzt aufgrund des sich bis zum heutigen Tage haltenden Stigmas einer psychischen Erkrankung als „Geisteskrankheit", keine Seltenheit. Dies erschwert den Einstieg in das therapeutische Verhältnis in dem Sinne, so dass viele Patienten ihr Leiden auf die somatische Komponente reduzieren und in ebenjener den einzig ursprünglichen Therapieansatz ihrer Erkrankung sehen: „Wäre ich nicht herzkrank, wäre ich gesund." Hier ließe sich durch die konsequente Einbindung eines psychosomatischen Konsiliar-Liaison-Dienstes in den kardiologischen Stationsalltag oftmals der Abwehrhaltung des Patienten begegnen, so dass der Patient den psychsomatischen Betreuer nicht als „körperfremd", sondern von Beginn an als integrativen Teil seiner ganzheitlichen Heilbehandlung anerkennt.

Der patienteneigenen Wahrnehmung von einer rein somatischen Genese seiner Erkrankung in den Anfängen der psychotherapeutischen Behandlung konfrontativ zu entgegnen, raten führende Psychokardiologen ab. Hingegen wird empfohlen, die subjektive Krankheitstheorie anfänglich mit bedarfsadaptiertem Fachwissen zu begleiten und ggf. psychoedukativ einzuwirken [Albus, 2011]. Ein flexibles, maximal patientenadaptiertes Konzept aus einer Kombination aus psychodynamischen, behavioralen und psychoedukativen Bausteinen erscheint Erfolg versprechender als die ohnehin oft somatisch fixierten Herzpatienten schulspezifischen Therapiemodellen zu unterziehen [Albus 2009; Herrmann-Lingen, 2010]. Ziel sollte letztlich die Bewältigung der koexistenten psychischen Begleiterkrankung sowie die Ausmerzung konkomitierender gesundheitsschädlicher Verhaltensweisen (z.B. Nikotinkonsum, mangelnde Bewegung) sein. Dass diese beiden Ziele sich positiv ergänzen, unterstrich Taylor 2014. Sie konnte zeigen, dass die Entwöhnung vom Tabakkonsum einen vergleichbaren antidepressiven Effekt hat wie die Einnahme von Selektiven Serotonin Re-Uptake Inhibitoren [Taylor, 2014].

Dass psychokardiologische Edukation von Ärzten und Therapeuten überhaupt von wirtschaftlicher und klinischer Relevanz ist und somit Bedeutung für den medizinischen Alltag hat, klärt der Blick auf die im Jahr 2011 von den gesetzlichen Krankenkassen veröffentlichten Zahlen. Bemerkenswert war hier die Auflistung der 20 häufigsten Diagnosen und der Top 10 Diagnosen hinsichtlich der Dauer, jeweils im Rahmen des vollstationären Krankenhausaufenthalts. Die ersten 4 Plätze der häufigsten Diagnosen verteilten sich auf psychische Störungen und Verhaltensstörungen durch Alkohol (3,78 Fälle/1000 Versicherte), Herzinsuffizienz (3,52 Fälle/1000 Versicherte), Vorhofflattern/Vorhofflimmern (3,20 Fälle/1000 Versicherte) und Angina pectoris (3,01 Fälle/1000 Versicherte). Bei den ersten 10 Diagnosen in puncto Dauer fielen die ersten 4 Plätze auf rezidivierende depressive Störungen (56,1 Krankenhaustage/1000 Versicherte), depressive Episoden (52,0 Krankenhaustage/1000 Versicherte), Schizophrenie (42,7 Krankenhaustage/1000 Versicherte) und Herzinsuffizienz (42,4 Krankenhaustage/1000 Versicherte) [Bitzer, 2011] (Es gilt zu bedenken, dass die beiden häufigsten der Herzinsuffizienz zu Grunde liegenden Pathologien die KHK und die arterielle Hypertonie darstellen [Herold, 2013]). Somit greifen die Statistiken der gesetzlichen Krankenkassen der Prognose von Murray aus dem Jahr 1997 vor, welcher für das Jahr 2020 die KHK und die unipolare Major Depression als die führenden Krankheitsentitäten in Ländern mit mittlerem oder hohem Einkommen vorhersah [Murray, 1997]. Nur zwei Jahre später sahen Janssen et al. bei einem Drittel der Patienten eines internistischen Akutkrankenhauses psychosomatischen Handlungsbedarf [Jansen, 1999]. Im Folgenden sah Titscher 2010 die Rate an psychosomatischem Handlungsbedarf innerhalb einer Subgruppe kardiologisch-internistischer Patienten mit 46% nochmals höher und wies dabei auf die aktuelle Problematik der mangelhaften Versorgung der Allgemeinkliniken mit psychosomatischem Konsiliar-Liaison-Dienst hin (10%) [Herzog, 2002; Titscher, 2010].

Wer profitiert nun tatsächlich von der dualen Therapie aus somatischer und psychosozialer Betreuung? In der vorliegenden Arbeit wurde der Versuch unternommen, herzchirurgische Patienten postoperativ auf ihre psychische Vulnerabilität zu screenen. Hierzu diente der Freiburger Fragebogen zur Krankheitsverarbeitung (FKV-102), welcher in patienteneigener Datenerfassung zwölf Krankheitsverarbeitungs-Modi differenziert [Muthny, 1989]. Auch die Autoren des verwendeten Vergleichskollektivs zogen den FKV-102 zur Datenerfassung heran. Im gegenwärtigen klinischen Alltag weitaus geläufiger ist der psychologische Screening Fragebogen für körperlich Kranke „HADS-D Score" (Hospital Anxiety and Depression Scale – Deutschland) [Snaith, 1983; Herrmann-Lingen, 2011]. Der namensgebende Fokus des Fragebogens liegt auf der hoch sensitiven Erfassung von Angst- und Depressionssymptomen. So lässt sich folgern, dass hohe Summenwerte des HADS-D Score von einer negativen psychischen Beeinträchtigung im Sinne von Distress durch depressive oder ängstliche Symptomatik zeugen. Dies lässt eine duale somato-psychische Therapie sinnvoll erscheinen. Die Auswertung hoher Scores des FKV-102 ist deutlich differenzierter zu betrachten. Es erscheint daher zunächst sinnvoll, ungeachtet möglicher Konfluationen und Übergänge der einzelnen Modi, die 12 Verarbeitungs-Modi in gesundheitsförderliche Strategien (Eustress) und gesundheitsschädliche Mechanismen (Distress) zu gruppieren. So ist bei gesundheitsförderlichen Strategien ein zunächst zurückhaltendes Verhalten bzgl. psychosozialer Unterstützung vertretbar. Hingegen ist bei gesundheitsschädlichen Mechanismen eine psychosoziale Betreuung, analog zum HADS-D Score, anzuraten. Dabei ist zu beachten, dass eine zeitnahe Re-Evaluation der Psychohygiene des Patienten vor unerkannter Konversion in Richtung Distress schützt. Da sowohl der Fragebogen FKV-102 an sich, als auch dessen zugehöriges Manual keine Einteilung der 12 Verabeitungs-Modi vornehmen, unternimmt der Autor eine rein subjektive Einschätzung der 12 Modi nach ihrer psychischen Wertigkeit in „zunächst gesundheitsförderlich" (Problemanalyse und Lösungsverhalten (KV 1), Hedonismus (KV 3), Religiosität und Sinnsuche (KV 4), Ablenkung und Selbstaufwertung (KV 7), Relativierung durch Vergleich (KV 10), Compliance-Strategien u. Arztvertrauen (KV 11), Selbstermutigung (KV 12)) vs. „zunächst gesundheitsschädlich" (Depressive Verarbeitung (KV 2), Misstrauen und Pessimismus (KV 5), Kognitive Vermeidung und Dissimulation (KV 6), Gefühlskontrolle und sozialer Rückzug (KV 8), Regressive Tendenz (KV 9)) [Muthny, 1989]. Zur Begründung der Zuteilung sei auf die jeweilige Interpretation der einzelnen Modi später im Text verwiesen.

4.2 Diskussion der statistisch signifikanten Ergebnisse der vergleichenden Untersuchungen innerhalb des eigenen Patientenkollektivs (Coping-Modi KV 1 bis KV 12 des FKV-102)

4.2.1 Depressive Verarbeitung (KV 2)

Gut untersucht ist die Interaktion affektiver Störungen mit depressiver Komponente (ICD-10, F32-F34) und der koronaren Herzerkrankung [Dilling, 2011]. Bereits marginale depressive Störungen erhöhen das Mortalitätssrisiko koronarkranker Patienten beträchtlich. Barth et al. beschrieben 2004 eine der Psyche geschuldete Risikoverdoppelung depressiver Koronarpatienten [Barth, 2004]. 2004 verglichen Yusuf et al. evidenzbasierte Risikofaktoren bzgl. der KHK (15152 Fälle mit akutem Myokardinfarkt/14820 Kontrollen) und stellten fest, dass 32,5% der erlittenen Infarkte an psychosoziale Faktoren geknüpft waren (zum Vergleich: ApoB/ApoA1 49,2%, Raucher 35,7%, abdominelle Adipositas 20,1%, Hypertonus 17,9%, … , Alkoholkonsum 6,7%). Subanalytisch charakterisierten sich dabei die affektiven Störungen mit depressiver Komponente mit einem isolierten Anteil von 10% als Hauptrisikofaktor heraus. Somit wiesen Yusuf et al. den Anteil der global durch psychosoziale Faktoren mitgetriggerten Herzinfarkte mit 1/3, den Anteil der global durch depressive Komponenten mitgetriggerten Infarkte mit 1/10 aus [Yusuf, 2004].

Anzunehmen ist jedoch, dass die Dunkelziffer der psychosozial mitbedingten Infarkte deutlich höher anzusetzen ist. So sprachen bereits 2002 Davison und Neale den Zusammenhang zwischen psychosozialem Distress, Depression und kardialem Risikoverhalten wie Nikotinabusus, Mangel an Bewegung und fettreicher Ernährung an, bevor Kaluza 2003 und zuletzt Rozanski 2005 und Albus/

Herrmann-Lingen 2011 die Brücke zwischen evidenzbasierten kardialen Risikofaktoren und psychosozialem Distress verifizieren konnten [Davison, 2002;
Kaluza, 2003; Rozanski, 2005; Albus, 2011]. Die logische Folge dieser Erkennt-
nisse war die Herausgabe eines Positionspapiers der Deutschen Gesellschaft für
Kardiologie mit einer 1A-Empfehlung hinsichtlich der standardmäßigen Therapie koexistenter psychosozialer Belastungsfaktoren in der Sekundärprophylaxe
der KHK (Evidenzbasierte Medizin EBM: durch schlüssige Literatur von guter
Qualität (Evidenzgrad 1A, 1B), die mindestens eine randomisierte Studie enthält,
belegt) [Ladwig; 2008].

Das eigene Patientenkollektiv umfasste nicht ausschließlich Patienten mit
solitärer koronarer Herzerkrankung, sondern auch beispielsweise Patienten mit
(additiven) Herzklappenerkrankungen und im weitesten Sinn insuffizienter kardialer Pumpfunktion. Zum Zusammenhang zwischen den einzelnen Krankheitsentitäten sei erwähnt, dass die beiden häufigsten der Herzinsuffizienz zu Grunde
liegenden Pathologien die KHK und die arterielle Hypertonie darstellen [Herold,
2013]. Auch bezüglich der Herzinsuffizienz sind in der Literatur bereits fundierte
Daten zum Zusammenhang zwischen depressiver Symptomatik und dem Verlauf
der kardialen Erkrankung zu finden. Dabei sah van der Wal 2005 die Compliance bezüglich der Einnahme der Herzmedikation bei nur 20-60% und folgte
dabei der These von Scheibler aus dem Jahr 2004, dass v.a. psychische Störungen und kognitive Defizite hierfür verantwortlich seien [Scheibler, 2004; van der
Waal, 2005]. Im Umkehrschluss konnte gezeigt werden, dass die Besserung
kognitiver Fähigkeiten und psychischer Störungen von herzinsuffizienten Patienten zu einer verminderten Hospitalisierungszeit, Arbeitsunfähigkeit und Letali-
tätsrate führt [Zuccalà, 2001; Strandberg, 2009].

Bezüglich des Coping-Modus „Depressive Verarbeitung" ergaben sich sowohl bei den vergleichenden Untersuchungen innerhalb des eigenen Patientenkollektivs als auch bei den vergleichenden Untersuchungen zwischen dem eigenen Kollektiv und dem Vergleichskollektiv statistisch signifikante Unterschiede.
Innerhalb des eigenen Kollektivs wies dabei die Gruppe der Patienten mit niedri-
gerer Schulbildung („Hauptschule ohne Abschluss und Hauptschule mit Abschluss") eine Tendenz zur depressiven Verarbeitung gegenüber den Gruppen
von Patienten mit höherer Schulbildung („Mittlere Reife" (p = .003), „Abitur"
(p = .004)) auf. Um den Zusammenhang zwischen diesen Ergebnissen und dem
kardialem Risiko zu verstehen, hilft der Blick auf den Bildungsbericht 2014 des
Deutschen Instituts für Internationale Pädagogische Forschung (DIPF). Dieser
schildert die Entwicklung des Armutsgefährdungsrisikos von Bürgern mit höhe-
rem Bildungsniveau als tendenziell sinkend, hingegen ist das Risiko von Bürgern
mit niedrigem Bildungsniveau in den letzten Jahren merklich gestiegen (niedriges Bildungsniveau 2005: 27,3%, 2012: 33,3%; hohes Bildungsniveau 2005:
6,1%, 2012: 5,3%). Zudem unterstreicht der Bericht den Zusammenhang zwi-

schen dem Bildungsniveau des Einzelnen und dessen Gesundheit, insbesondere die Beeinflussbarkeit gesundheitsförderlichen Verhaltens durch ein höheres Bildungsniveau. So zeigt die Statistik geschlechtsübergreifend eine Häufung von kardiovaskulärem Risikoverhalten innerhalb der Bevölkerung mit niedrigerem Bildungsniveau (niedriges Bildungsniveau 2011: $\approx 52\%$ sportlich inaktiv, $\approx 41\%$ Raucher; hohes Bildungsniveau 2011: $\approx 18\%$ sportlich inaktiv, $\approx 21\%$ Raucher) [Lampert, 2010 und 2013]. Auch Albus sah 2010 eine enge Korrelation zwischen psychosozialen Faktoren und dem kardiovaskulären Risiko. Er beschrieb die Neigung zu Clustern in Gruppierungen mit niedrigerem sozialen Status und wies auf eine Häufung von Feindseligkeit, Ärgernis, sozialer Isolation und dem Mangel an sozialem Rückhalt in diesen Gruppen hin. Dies schien ihm ein ungünstiger Prädiktor für den Verlauf der KHK zu sein [Albus, 2010]. Der logischen Konsequenz vorgreifend, verwiesen bereits 2002 Rugulies und Siegrist auf den höheren Anteil Koronarkranker niedriger sozialer Schichten innerhalb der Bevölkerung. Ihre Daten wiesen eine nahezu hundertprozentige Risikoerhöhung bezüglich der koronaren Herzerkrankung für Personen mit niedrigerem sozioökonomischen Status auf (geringes Bildungsniveau und Einkommen, niedriger beruflicher Status, Leben in sozialschwachen Wohngegenden) [Rugulies, 2002]. Zusammenfassend kann man den Zusammenhang zwischen einem niedrigen Bildungsniveau, dem Armutsgefährdungsrisiko und kardiovaskulärem Risikoverhalten als erwiesen betrachten [DIPF, 2014].

Wie erwähnt, zeigte sich in unserem Kollektiv der signifikante Zusammenhang zwischen niedrigerem Bildungsniveau und depressiver Verarbeitung. Dies legt den Verdacht nahe, einen niedrigen sozioökonomischen Status als selbstständigen Risikofaktor für depressive Symptomatik zu werten. Ähnliche Ergebnisse früherer Untersuchungen unterstreichen diese Annahme [Klose, 2004; Lampert, 2005; Mauz, 2008; Busch 2013]. Dabei wies Busch 2013 die Prävalenz der depressiven Symptomatik der Deutschen anhand des sozioökonomischen Status aus. Hierzu ordnete er die Bevölkerung nach der Schulbildung, der beruflichen Ausbildung, der beruflichen Stellung sowie dem Haushaltsnettoeinkommen in drei Statusgruppen mit niedrigem, mittlerem und hohem sozioökonomischen Status. Es zeigte sich ein statistisch signifikanter Unterschied bezüglich der Lebenszeitprävalenz von depressiver Symptomatik für die Gruppe des niedrigen sozioökonomischen Status von 13,6% gegenüber der Gruppe des hohen sozioökonomischen Status mit 4,6% (p< .000). Innerhalb der gleichen Untersuchung verwies Busch zudem auf den statistisch signifikanten Unterschied zwischen den Geschlechtern. So zeigten Frauen mit niedrigem sozioökonomischen Status eine deutlich höhere Lebenszeitprävalenz depressiver Symptomatik gegenüber den sozioökonomisch gleichgestellten Männern (Frauen 16,0%, Männer 11,1%; p< .000). Ähnliche geschlechtsspezifische Ergebnisse ergaben seine Untersuchungen zwischen den anderen sozioökonomischen Gruppen. Decken

sich somit grundlegend die Auswertungen der angesprochenen Vergleichslitera-
tur bezüglich des sozioökonomischen Status und des resultierenden Depressions-
risikos mit den Ergebnissen des eigenen Kollektivs, so sei dennoch darauf hin-
gewiesen, dass die vergleichenden Untersuchungen innerhalb des eigenen Kollektivs bezüglich des Coping-Modus „Depressive Verarbeitung" keinen ge-
schlechtsspezifischen Unterschied ausmachen konnten. Zudem gilt anzumerken,
dass die Patienten des eigenen Kollektivs der Selektion unterlagen, bereits herzkrank zu sein, und dass die koronare Herzkrankheit an sich, als somatopsychi-
scher Krankheitsverlauf selbst, ein Risikofaktor für depressive Symptomatik sein
kann. So verwies Albus 2011 auf das Vorkommen depressiver Symptome und
das Auftreten massiver Angstzustände (etwa 30% der Patienten) unmittelbar
nach einem Infarktgeschehen, gab aber zu bedenken, dass etwa 50% dieser Patienten bereits präinfarziell in ähnlichem Ausmaß unter depressiver Stimmung
litten [Albus, 2011]. Dies unterstreicht erneut den komplexen biopsychosozialen
Zusammenhang depressiver Erkrankungen mit kardialen Ereignissen und wider-
spricht der Theorie des somatopsychischen „One-Ways" von der postinfarziellen
Depression herzkranker Patienten als simple Anpassungsstörung [Albus, 2011].
Inwieweit der Schweregrad einer depressiven Erkrankung mit dem Ausmaß der
kardialen Belastung korreliert, untersuchte Herrmann-Lingen in den Jahren 2002
und 2011. Grundlage waren hierfür zum einen seine Ergebnisse über die generel-
le Auswirkung depressiver Störungen/subsyndromaler depressiver Symptome
auf die Entwicklung der KHK (60% Risikoerhöhung) und zum anderen seine
Ergebnisse über die Auswirkungen einer depressiven Komponente bei bereits
bestehender KHK (100% erhöhte Sterblichkeit). Herrmann-Lingen gelang es,
eine Art „Dosis-Wirkungs-Beziehung" zu verifizieren, so dass innerhalb der
Subgruppe schwer depressiver Patienten das Sterblichkeitsrisiko um 150% und
somit vergleichsweise maximal erhöht war [Herrmann-Lingen, 2002, 2010 und
2011]. Neben dem bereits erwähnten allgemeinen gesundheitsschädlichen Le-
bensmuster depressiver Patienten gilt es, die Sonderstellung bereits koronar Erkrankter individuell zu betrachten. Selbstverständlich darf man nicht den Fehler
unternehmen, die depressive Gefühlslage des Einzelnen alleinig für das unge-
sunde Lebensverhalten heranzuziehen. So ist ein Mangel an Bewegung, Nikotinkonsum und eine hochkalorische Ernährungsweise zweifelsohne auch unter psychisch Ausgeglichenen möglich. Dennoch wies Albus 2011 darauf hin, dass es
vor allem denjenigen Koronarpatienten schwer fällt, den ungesunden Lebensstil
postinfarziell zu beenden, welche zusätzlich unter einer depressiven Komponenten leiden. Auch der damit einhergehende Mangel an Compliance bezüglich der
Einnahme der verordneten Medikation scheint hier von signifikanter Bedeutung
[Albus, 2011]. Des Weiteren scheint die im Rahmen einer chronischen Depression konstante Überaktivierung der Hypothalamus-Nebennieren-Achse und des
Sympathikus in der Tertiärprophylaxe der KHK den Verlauf ungünstig zu beein-

flussen [Rozanski, 2005; Albus, 2011; Herrmann-Lingen, 2011]. An dieser Stelle sei der Hinweis erlaubt, dass der oft feine Unterschied zwischen der adäquaten Sorge um den eigenen Gesundheitszustand nach einem Infarkt und der depressiven Symptomatik unter den somatischen Ärzten nur dem psychodynamisch Versierten geläufig sein dürfte. So beschrieben Albus und Köhle 2011 den Unterschied zwischen einer adäquaten Gefühlsreaktion im Sinne eines „Trauerprozesses" bezüglich eines Infarktgeschehens und stellten diesem den pathologischen Prozess depressiver Verarbeitung gegenüber. Wohl wissend, dass der „Trauerprozess" für die Krankheitsverarbeitung unabdingbar ist, wiesen sie auf die potenzielle Gefahr des unbemerkten Übergangs in eine krankheitswertige depressive Symptomatik hin. Als Identifikationshilfe des pathologischen Verarbeitungsmusters könnte ein Blick auf das psychologische Profil des jeweiligen Patienten vor dem Infarktgeschehen dienen. Albus und Köhle stellten eine Häufung des krankheitswertigen depressiven Verarbeitungsmechanismus bei Patienten mit narzisstischen Persönlichkeitsmerkmalen und/oder Autonomie-Abhängigkeits-Konflikten fest [Albus, 2011].

Albus' Modell multipler psychopathologischer Leiden innerhalb eines einzelnen Individuums vorgreifend, unterstrichen Wittchen et al. 1997 die Möglichkeit einer bipolar-affektiven Störung, die oftmals im Stadium der depressiven Episode verschleiert erscheint. So sollte neben der obligaten Frage nach Suizidgedanken auch stets inhaltlich die Frage nach zurückliegenden submanischen oder manischen Episoden formuliert werden [Wittchen, 1997; Lederbogen, 2011].

Innerhalb des eigenen Kollektivs konnte kein signifikanter Unterschied für den Coping-Modus „Depressive Verarbeitung (KV 2)" bezüglich der Variablen „Familienstand" und „Sozialleben im Haushalt" detektiert werden. Aufgrund der Literatur erscheint der Blick auf das soziale Umfeld depressiver Herzpatienten dennoch sinnvoll. 2009 überprüften Schwerdtfeger und Friedrich-Mai, ob die Unterstützung durch ein positives soziales Umfeld die depressive Komponente kardialer Patienten abschwächen und somit günstigen Einfluss auf den Verlauf der Herzkrankheit haben könnte. Sie stellten fest, dass depressive Patienten im Vergleich zur Normalbevölkerung eine deutlich verminderte Herzratenvariabilität aufwiesen, was durch einige Autoren unterstützend als robuster Indikator zur Prädiktion koronarer Ereignisse und auch der Mortalität beschrieben wird [Thayer, 2007; Stein, 2008]. Schwerdtfeger und Friedrich-Mai lieferten signifikante Ergebnisse dafür, dass depressive Herzpatienten in Interaktion mit Bekannten oder Freunden eine höhere Herzratenvariabilität aufwiesen als in isolierten Lebensumständen [Schwerdtfeger, 2009]. Somit scheint die statistische Analyse des eigenen Kollektivs dem sozialen Umfeld der Herzpatienten zu geringe Bedeutung zukommen zu lassen.

4.2.2 Problemanalyse und Lösungsverhalten (KV 1)

Bezüglich des Coping-Modus „Problemanalyse und Lösungsverhalten" ergaben sich sowohl bei den vergleichenden Untersuchungen innerhalb des eigenen Patientenkollektivs als auch bei den vergleichenden Untersuchungen zwischen dem eigenen Kollektiv und dem Vergleichskollektiv statistisch signifikante Unterschiede. Innerhalb des eigenen Kollektivs wiesen dabei die Patienten aus der Berufsgruppe „Bürokräfte/höhere, überwiegend an den Schreibtisch gebundene Berufe" eine Tendenz zum problemanalytischen Lösungsverhalten gegenüber den Patienten aus den Berufsgruppen „Dienstleistungsberufe" (p = .044) bzw. „Sonstige Berufe" (p = .009) auf.

Aufgrund der verhältnismäßig eingeschränkten Fallzahl an Patienten innerhalb des eigenen Kollektivs (n = 101) und der ungleichmäßigen Verteilung der Patienten auf die unterschiedlichen Berufsgruppen (Bürokräfte/höhere, überwiegend an den Schreibtisch gebundene Berufe (n = 23), Dienstleistungsberufe (n = 24), sonstige Berufe (n = 13)) liegt hier bezüglich der statistischen Auswertung eine Limitation vor, zumal auch nach patienteneigener Angabe des Berufs die eigentlich ausgeübte Tätigkeit oft unklar blieb.

Grundsätzlich ist das Problemlösetraining nach D'Zurilla und Goldfried ein Baustein der kognitiven Verhaltenstherapie [D'Zurilla, 1971 und 1995]. Somit ist der Coping-Modus „Problemanalyse und Lösungsverhalten" scheinbar als „zunächst gesundheitsförderliche" Verarbeitungsstrategie des FKV-102 zu werten, wohlwissend, dass auch hier mit möglicher Unlösbarkeit der Probleme eine Konversion zum Distress denkbar ist. Zudem ist fraglich, ob die Patienten ohne therapeutische Unterstützung dazu tendieren, sich in der Analyse des Problems zu verlieren und den Sprung zur Erarbeitung alternativer Lösungen und deren Ausführung zu verpassen (Prinzip des Problemlösetrainings nach D'Zurilla und Goldfried).

Zum erfolgreichen Abschluss des Problemlösetrainings, auch als Baustein der kognitiven Verhaltenstherapie, scheint eine ausreichende geistige Leistungsfähigkeit Grundvoraussetzung zu sein. Hinsichtlich des eigenen Kollektivs herzchirurgischer Patienten lohnt sich daher der Blick in die Literatur bezüglich kardialer Auswirkungen auf kognitive Fähigkeiten. Zahlreiche Studien weisen auf eine mangelnde geistige Leistungsfähigkeit bei Patienten mit chronischer Herzinsuffizienz hin. Qiu und Vogels zeigten 2006 bzw. 2007 eine erhöhtes Risiko herzinsuffizienter Patienten für demenzielle Symptome und andere Beeinträchtigungen kognitiver Funktionen, wie sprachlicher, exekutiver und global geistiger Leistungsfähigkeit, Aufmerksamkeitsdefizite und Einschränkungen der Gedächtniskapazität [Qiu, 2006; Vogels, 2007]. Bennett und Sauvé sprachen in diesem Zusammenhang von einer geistigen Verlangsamung und Einschränkung der Problemlösefähigkeit herzinsuffizienter Patienten. Sie wiesen auf die Gefahr hin, dass das subjektive Empfinden dieser Einschränkungen zu erheblicher Minderung der Lebensqualität, womöglich mit depressivem Ausmaß, führen kann. Als ursächlich für die kognitiven Beeinträchtigungen nahmen die Autoren eine dezimierte zerebrovaskuläre Perfusion an [Bennett, 2003 und 2005; Vogels, 2007]. 2008 veranschaulichten Stroobant und Vingerhoets den Ciruculus vitiosus aus depressiver Symptomatik und kognitiven Defiziten. Sie beobachteten koronarkranke Patienten prä- und postoperativ bezüglich depressiver Symptomatik, Angstreaktionen und kognitiven Fähigkeiten. Dabei stellten sie einen signifikanten Zusammenhang zwischen den depressiven Symptomen und dem Ausmaß der kognitiven Defizite fest [Stroobant, 2008]. In ähnlicher Weise formulierte Alves 2007 diesen negativen Zusammenhang. Er untersuchte die kognitiven Fähigkeiten herzinsuffizienter Patienten mit und ohne zusätzliche depressive Störungen. Es zeigte sich, dass die herzkranken Patienten, welche an einer additiven Major Depression litten, deutlich schwächere kognitive Leistungen erbringen konnten, diese aber durch eine pharmakologische antidepressive Therapie auf das Niveau der Kontrollgruppe steigern konnten [Alves, 2007]. Zusammenfassend sprach Dickson 2007 den herzinsuffizienten Patienten aufgrund der Beeinträchtigung der kognitiven Leistungsfähigkeit einen Mangel an Symptomwahrnehmung, deren Analyse und adäquatem Umgang damit aus, was zu ineffizienten Krankheitsverabeitungsstrategien mit unzureichendem Lösungsverhalten führte [Dickson, 2007].

Die beiden häufigsten der Herzinsuffizienz zu Grunde liegenden Pathologien sind die KHK und die arterielle Hypertonie. Bezüglich des problemanalytischen Lösungsverhaltens würde die vorsichtige Übertragung der Literatur auf das eigene herzchirurgische Kollektiv eine Vermeidungstendenz Koronarkranker (n = 62) gegenüber Koronargesunder (n = 39) vermuten lassen. Jedoch ergaben sich bei den vergleichenden Untersuchungen innerhalb des eigenen Kollektivs keinerlei statistisch signifikante Unterschiede im problemanalytischen Lösungsverhalten bezüglich der Variablen „Operationsverfahren/operationsbedürftige Erkrankung". Wohl aber ergaben die vergleichenden Untersuchungen zwischen dem eigenen Kollektiv und den Patienten von Muthny einen statistisch signifikanten Unterschied bezüglich des Coping-Modus „Problemanalyse und Lösungsverhalten". Dabei wiesen die Patienten des Vergleichskollektivs einen stärkeren Ansatz zum analytischen Verhalten auf (p = .000), was hinsichtlich der Theorie der zerebralen Minderperfusion herzkranker Patienten nachvollziehbar erscheint.

4.2.3 *Religiosität und Sinnsuche (KV 4), Compliance-Strategien u. Arztvertrauen (KV 11), Selbstermutigung (KV 12)*

Bezüglich der Coping-Modi „Religiosität und Sinnsuche", „Compliance-Strategien u. Arztvertrauen" und „Selbstermutigung" ergaben sich bei den vergleichenden

Untersuchungen innerhalb des eigenen Kollektivs statistisch signifikante Unterschiede. Aufgrund der Ähnlichkeit jeweiliger Resultate der Untersuchungen werden die Ergebnisse im Folgenden zusammen diskutiert. Bezüglich der Coping-Modi „Religiosität und Sinnsuche" und „Selbstermutigung" wiesen Patienten die in einer Partnerschaft zusammen leben und/oder verheiratet sind eine signifikante Tendenz zur Sinnsuche, Religiosität und Selbstermutigung gegenüber allein lebenden und/oder ledig, verwitweten, geschieden/getrennten Patienten auf (p = .008; p = .000; p = .021; p = .003). Des Weiteren zeigten Patienten aus kleineren Wohnorten (unter 25.000 Einwohner) ebenfalls eine signifikante Tendenz zur Sinnsuche, Religiosität und Selbstermutigung gegenüber Patienten aus Wohnorten mit höherer Einwohnerzahl (p = .007; p = .039). Auch hinsichtlich des Vertrauens in die behandelnden Ärzte und der dementsprechenden Compliance wiesen Patienten, die in einer Partnerschaft zusammen leben und/oder verheiratet sind, eine signifikante Tendenz zum Arztvertrauen gegenüber allein lebenden und/oder ledig, verwitweten, geschieden/getrennten Patienten auf (p = .002; p = .010). Zudem zeigte sich ein altersabhängiger signifikanter Unterschied bezüglich des Vertrauens der Patienten. Dabei wiesen Patienten ab dem 57. Lebensjahr signifikant höhere Werte des Vertrauens und der Compliance auf (p = .034).

Seit der Datenerhebung der Religionszugehörigkeit der deutschen Bevölkerung durch das Statistische Bundesamt und die Forschungsgruppe Weltanschauungen in Deutschland (fowid, 1990) sinkt mit einzelnen zwischenjährlichen Ausnahmen die Zahl an Kirchenmitgliedern im Land stetig. Waren im Jahr 1990 noch 72,3% der deutschen Bevölkerung der katholischen oder evangelischen Konfession angehörig, so dezimierte sich die Zahl der Kirchenmitglieder bis zum Jahr 2012 auf 58,7% [Statistisches Bundesamt, 2014]. Vergleichbare Zahlen lieferte der Zensus 2011 mit einem Prozentsatz von 62 für die evangelische und katholische Bevölkerung Deutschlands (Bundesland Bayern: 76,8%) [Statistische Ämter des Bundes und der Länder, 2014]. Bezogen auf die Größe des Wohnorts (gemessen an den Einwohnerzahlen), zeigte das Jahr 2004 einen deutlichen Peak an Kirchenmitgliedern (etwa 60%) für Wohnorte mit 5.000 bis 19.999 Einwohnern. In Städten mit Einwohnerzahlen über 500.000 hatten nur knapp 20% der Einwohner eine Zugehörigkeit zur evangelischen und katholischen Kirche. Diese Städte wiesen ebenfalls den prozentual höchsten Anteil an konfessionslosen Bürgern auf. Vor dem Hintergrund dieser Zahlen erscheinen die Ergebnisse des eigenen Kollektivs bezüglich des Coping-Modus „Religiosität und Sinnsuche" folgerichtig, kann doch davon ausgegangen werden, dass prozentual ein höherer Anteil Konfessionsloser unter den mittel- und großstädtischen Patienten zu finden war. Der FKV-102 sieht allerdings keine patienteneigene Angabe der Konfession vor, somit wurde eine etwaige Kirchenzugehörigkeit der Probanden nicht erfasst.

Bezüglich des Zusammenhangs der Religionszugehörigkeit, des Wohnorts und des Familienstands liefern die statistischen Ämter des Bundes und der Länder ebenfalls klare Zahlen. Aufgrund der Lokalisation der herzchirurgischen Klinik in München-Bogenhausen, an welcher ausschließlich die Probandenrekrutierung für das eigene Kollektiv stattfand, werden im folgenden stichprobenartig einzelne naheliegende Städte und Landkreise näher betrachtet. Der Zensus 2011 zeigte für die Landeshauptstadt München einen Anteil an Kirchenmitgliedern von 54,7%, verheiratete Münchner machten einen Anteil von 45,3% aus, die übrigen Stadtbewohner waren ledig, geschieden oder verwitwet (54,7%). Für ländlichere Gegenden im Umkreis der Landeshauptstadt zeigte der Zensus abweichende Zahlen, welche der Statistik des eigenen Kollektivs Nachdruck verleihen. Beispielsweise wiesen die Landkreise Eichstätt, Pfaffenhofen an der Ilm und Altötting im Mittel 82,7% Kirchenmitglieder auf; 59,7% waren verheiratet; folgerichtig 40,3% ledig, geschieden oder verwitwet [Statistische Ämter des Bundes und der Länder – Zensus; 2011]. Diese Zahlen stützen den inversen Zusammenhang des eigenen Kollektivs zwischen der Größe des Wohnorts und der Sinnsuche in Spiritualität und Religion. Zum anderen stützen diese Zahlen eine Vermutung, welche aus den eigenen Untersuchungen bezüglich der Coping-Modi „Religiosität und Sinnsuche" und „Selbstermutigung" hervorgeht: Es besteht ein inverser Zusammenhang zwischen der Wohnortgröße und der Anzahl an verheirateten und „zusammenlebenden" Einwohnern. Zumindest für das eigene Kollektiv lässt dies bezüglich des Coping-Modus „Religiosität und Sinnsuche" den dreidimensionalen Zusammenhang vermuten: Wohnorte geringerer Einwohnerzahlen weisen eine höhere Rate an verheirateten und konfessionsgebundenen Bürgern auf.

Die Coping-Modi „Religiosität und Sinnsuche", „Compliance-Strategien u. Arztvertrauen", und „Selbstermutigung" wurden nach freiem Ermessen der Gruppe der „zunächst gesundheitsförderlichen" Coping-Modi zugeteilt. Dabei ist die Interaktion von kardiovaskulären Erkrankungen (bzw. derer Risikofaktoren) und der Religiosität und Spiritualität des Menschen gut untersucht. Gesichert gilt ein inverser Zusammenhang zwischen dem Nikotinkonsum des Einzelnen und seiner Religiosität. Übertragen auf die Gesamtbevölkerung zeigten Nonnemaker 2006 und Feinstein 2010 für religionstreuere Menschen einen geringeren Tabakverbrauch [Nonnemaker, 2006; Feinstein, 2010]. Feinstein bemerkte zudem signifikant niedrigere LDL-Serumwerte unter den religiöseren Probanden und konnte sogar sinkende LDL-Werte unter religiöser Intervention nachweisen [Beeri, 2008, Feinstein, 2010]. Einen analogen Zusammenhang zeigten Gillum, Yeager und Paul-Labrador bezüglich der arteriellen Hypertonie und der Religiosität [Gillum, 2006; Yeager, 2006; Paul-Labrador, 2006].

Die genannten Wechselbeziehungen zwischen gesicherten kardiovaskulären Risikofaktoren und der Religiosität bzw. Spiritualität des Einzelnen bilden die

Grundlage für Interaktionsstudien zwischen der koronaren Herzerkrankung und dem praktizierten Glauben. Bereits 1986 unternahm Friedlander in Israel den Versuch die kardialen Primärinfarkte von 539 Patienten in Zusammenhang mit deren spiritueller Überzeugung zu bringen. 686 Patienten ohne Infarktereignis dienten als Kontrollgruppe. Dabei war die Anzahl „Gläubiger" innerhalb der Kontrollgruppe signifikant höher als unter den Infarktpatienten, von welchen sich knapp 50% (m/w) als säkular bezeichneten. Friedlander folgerte ein mehr als vierfach erhöhtes Risiko für kardiale Primärinfarkte für den „ungläubigen" Mann, ein mehr als siebenfach erhöhtes Risiko für die „ungläubige" Frau [Friedlander, 1986]. Eine der fallstärksten Studien zum Zusammenhang zwischen der Religiosität und der KHK stammt von Goldbourt aus dem Jahr 1993. Dieser untersuchte im Rahmen einer 23-jährigen Follow-Up-Studie anhand von 10.000 männlichen Israelis mittleren Alters die Interaktionen religiöser Orthodoxie und myokardialer Infarktereignisse (The Israel Ischemic Study). Zunächst oblag es den Probanden in Selbsteinschätzung ihre Religiosität zu bewerten. Diesbezüglich wurden Angaben zur etwaigen orthodoxen Erziehung, der momentanen Glaubensfestigkeit und der Häufigkeit von Besuchen gläubiger Einrichtungen (vornehmlich Synagogen) erbeten. Am Ende der 23-jährigen Beobachtungsphase zeigte die höchst religiöse Gruppe an Männern (38 Todesfälle durch KHK) verglichen mit der weitestgehend „ungläubigen" Gruppe (61 Todesfälle bedingt durch KHK) signifikant geringere Todesraten durch koronare Ereignisse [Goldbourt, 1993]. Im Laufe der folgenden Jahre bestätigten kontrollierte Studien weitestgehend den inversen Zusammenhang zwischen der Reilgiosität oder Spiritualität und der KHK [Berntson, 2008; Burazeri, 2008; Horne, 2008]. Paradoxerweise zeigte jedoch eine vergleichsweise junge Studie von Schnall aus dem Jahr 2010 einen positiven Zusammenhang zwischen den Parametern Religion und KHK. In einer 8-jährigen Follow-Up-Studie wurden 92.395 Frauen im Alter von 50 bis 79 Jahren in die „U.S. Women's Health Initiative Observational Study" eingeschlossen. Drei Fragen führten zur Klassifizierung der Religiosität der Probandinnen: Die Frage nach der religiösen Affiliation, der Teilnahme an religiösen Veranstaltungen und dem selbsteingeschätzten Benefit aus dem Glauben. Dabei zeigten Frauen mit durchschnittlicher religiöser Affiliation ein signifikant höheres Risiko ein koronares Ereignis zu erleiden als Frauen mit keiner religiösen Affiliation (2,7% vs. 1,9%). Ebenfalls bestand ein erhöhtes kardiales Risiko für Probandinnen, welche mindestens einmal pro Woche an religiösen Veranstaltungen teilnahmen (2,7% vs. 2,5%). Sogar diejenigen Frauen, welche nach eigener Ansicht einen positiven Benefit im Sinne von Wohlgefühl und Kraft aus der Religion zu schöpfen schienen, zeigten eine signifikante Risikoerhöhung für kardiale Infarkte (2,8% vs. 2,0%) [Schnall, 2010]. Diese mitunter kontroversen Ergebnisse der „U.S. Women's Health Initiative Observational Study" konnten bisher nur unzureichend erklärt werden. Ein Ansatzpunkt hierfür könnte die unzureichende Selektion und Angabe des exakten Alters und der ethnischen Zugehörigkeit der Frauen seien. So sprechen einige Autoren älteren Frauen vor allem afroamerikanischer und hispanoamerikanischer Abstammung ein deutlich höheres Grundrisiko für koronare Erkrankungen bei zugleich größerer Glaubensaffinität aus [Luccchese, 2013].

Das eigene Kollektiv umfasste ausschließlich postoperative herzchirurgische Patienten. Die Literatur bietet bezüglich des Benefits von religiösen Verarbeitungsstrategien für dieses selektive Patientengut nur vereinzelte Daten. Hingegen scheint eine ausreichende Datenlage bezüglich des Einflusses von psychosozialem Stress auf die allgemeine Wundheilung zu existieren. Einige Autoren sprechen von einer zeitlichen Verzögerung der Wundheilung von knapp 60%, andere Autoren sprechen dem Stress nicht nur einen zeitlichen Aspekt zu, sondern machen ihn mitverantwortlich für einen unzureichenden Wundverschluss und andere Wundheilungsstörungen [Marucha, 1998; Bradbent, 2003; Kiecolt-Glaser, 2005]. Somit folgt die Theorie: Ein positiver Einfluss von Religion und Spiritualität auf die Stressreduktion hat gleichwohl positiven Effekt auf die Wundheilung und demgemäß das postoperative Outcome herzchirurgischer Patienten.

Die Studienlage bezüglich des direkten Einflusses religiöser oder spiritueller Intervention auf die Wundheilung ist ungenügend. Dabei lag der Fokus i.d.R. weniger auf dem Wundgebiet an sich, als auf dem Einfluss des Glaubens auf die Infektanfälligkeit und Marker systemischer Infektionen im Blut. Hierbei scheinen Religion und Spiritualität in weitestgehend inversem Zusammenhang mit lokalen oder systemischen Infektionen zu stehen [Pereira, 2010; Ironson, 2011].

Studien, welche sich auf den direkten Einfluss vom praktizierten Glauben auf das Outcome kardiochirurgischer Patienten fokussieren, sind rar, so dass die Sekurität der Datenlage nur unter Vorbehalt zu verstehen ist. 1995 veröffentlichte Oxman vom Dartmouth Medical Center in Lebanon (USA) die 6-monatigen Mortalitätsraten von 232 koronaroperierten Patienten (CABG). Alle Patienten waren mindestens 55 Jahre alt, ein großer Anteil konfessionsgebunden (63% Protestanten, 25% Katholiken). Oxman gruppierte die Patienten nach ihrer persönlichen Religiosität und dem praktizierten Glauben. Dabei zeigten sich folgende ausgewählte signifikante Ergebnisse bzgl. der 6-monatigen postoperativen Mortalität: Patienten, die mindestens einmal alle paar Monate eine religiöse Veranstaltung besuchten, starben seltener als Patienten, die solche Veranstaltungen seltener besuchten oder gänzlich mieden (5% vs. 12%); diejenigen Patienten, welche sich selbst als tief religiös klassifizierten, wiesen eine Mortalitätsrate von 0% auf; ebenso starben Patienten, welche für sich in der Religion einen positiven Benefit verzeichnen konnten, seltener als Patienten, welche die Religion für sich als unnütz abtaten (6% vs. 16%); Patienten, die für sich in der Religion keinen positiven Benefit verzeichnen konnten und als additiven Support an keinerlei sozialer Gruppentherapie teilnahmen, hatten ein 16-fach erhöhtes Sterberisiko

[Oxman, 1995]. Letzterer Zusammenhang beleuchtet den Nutzen des Coping-Modus „Religiosität und Sinnsuche" unter verheirateten und mit dem Partner zusammenlebenden Patienten. Diese Assoziation zeigte sich auch bei der Untersuchung des eigenen herzchirurgischen Kollektivs. In den Jahren 2004 und 2008 beschäftigte sich eine Gruppe um Contrada von der Rutgers University in New Brunswick (USA) zunächst mit der Auswirkung des Glaubens auf die Komplikationsrate, später auf die Hospitalisierungszeit postoperativer herzchirurgischer Patienten. Die erste Datenerhebung zeigte für das innerliche Bekenntnis zur Glaubensgemeinschaft einen signifikanten Benefit bzgl. der postoperativen Komplikationsrate. Nicht von Bedeutung waren die Häufigkeit der Besuche von Glaubenseinrichtungen als auch die Häufigkeit von Gebeten und Litaneien. In der zweiten Datenerhebung schienen Religion und Spiritualität, gleich welcher Handhabung, keinerlei Einfluss auf die Hospitalisierungszeit zu haben [Contrada, 2004 u. 2008]. In einer randomisierten Studie mit 78 herzchirurgischen Patienten unternahmen Wissenschaftler der Universität von Nebraska (USA) im Jahr 2007 den Versuch, nicht nur den Einfluss von Gebeten auf das postoperative Outcome zu eruieren, sondern simultan eine etwaige unbewusste, perioperative Wahrnehmung von akustischen Reizen zu verifizieren. Die Probanden wurden in drei Gruppen unterteilt. Jede Gruppe wurde mittels Kopfhörer für den Zeitraum der laufenden Allgemeinanästhesie redundant beschallt. Der ersten Gruppe wurde ein speziell auf die Operation abgestimmtes Gebet vorgespielt. Es beinhaltete vornehmlich die Bitte um göttlichen Beistand während des peri- und postoperativen Verlaufs. Die zweite Gruppe vernahm perioperativ Klänge und Worte von gängigen Entspannungstechniken, während die dritte Gruppe nur Stille zu hören bekam. Postoperativ wurden die Gruppen bezüglich mehrerer Größen beurteilt (z.B. Mortalität, Schmerzmedikation, Infektionen etc.). Dabei zeigte sich bei den vergleichenden Untersuchungen zwischen den Gruppen keinerlei statistisch signifikanter Unterschied. Eine Übertragung dieser Ergebnisse auf den Einfluss von Religion und Spiritualität auf den nicht narkotisierten Patienten ist zweifelsohne fraglich und eine klare Limitation dieser Studie [Ikedo, 2007]. Die bisher jüngste Studie zum Zusammenhang zwischen dem postoperativen Outcome koronaroperierter Patienten und deren Glauben entstammt der Universität von Ann Arbor (USA) aus dem Jahr 2009. Die Probanden wurden präoperativ nach der Häufigkeit von Gottesdienstbesuchen bzw. privaten Gebeten und der Wertschätzung von Religion gruppiert. Dabei zeigte sich ausschließlich für die Gruppe von Patienten, die präoperativ regelmäßig privat beteten, eine Risikoreduktion von 45% für postoperative Komplikationen. Die übrigen Parameter waren ohne signifikanten Einfluss auf das Outcome [Ai, 2009]. Zusammenfassend erscheint auffällig, dass zwar die Datenlage zum Zusammenhang zwischen Glauben und postoperativen Komplikationen kardiochirurgischer Patienten invers zu sein scheint, einschlägige Studien aber einzig den Vereinigten Staaten (USA) entstammen. Eine Übertragung scheint somit vor dem Hintergrund der internationalen und nationalen individuellen Wertschätzung von Religion und Spiritualität fragwürdig.

4.3 Diskussion der statistisch signifikanten Ergebnisse der vergleichenden Untersuchungen zwischen dem eigenen und dem Vergleichskollektiv (Coping-Modi KV 1 bis KV 12 des FKV-102)

Die vorliegende Arbeit unternahm den Versuch eines objektiven Vergleichs zwischen dem eigenen herzchirurgischen Kollektiv und dem Kollektiv aus der Literatur, bestehend aus dialysepflichtigen (66%) und an Brustkrebs (34%) erkrankten Patienten. In der offenkundigen Diversität der Krankheitsentitäten der Kollektive und des Versuchs des objektiven Vergleichs jener liegt eine Limitation dieser Arbeit. Somit wird die Diskussion der diesbezüglichen statistischen Ergebnisse unter Vorbehalt und in kurzen Worten gehalten.

Es sei angemerkt, dass in der Literatur kein adäquates Vergleichskollektiv, beispielsweise aus einer Gruppe kardiologisch interventionell versorgter Patienten, existiert. Weiterführende vergleichende Untersuchungen bezüglich Krankheitsverarbeitungsstrategien herzchirurgischer und kardiologischer Patienten erscheinen sinnvoll, sind jedoch nicht Gegenstand der vorliegenden Arbeit, welche als Pilotstudie ausschließlich die Coping-Modi der chirurgischen Patienten beleuchtet.

4.3.1 Das herzchirurgische Kollektiv vs. Brustkrebspatientinnen

Die vergleichenden Untersuchungen zwischen dem eigenen Patientenkollektiv und dem Vergleichskollektiv lieferten statistisch signifikante Unterschiede bezüglich der Coping-Modi Problemanalyse und Lösungsverhalten (KV 1) ($p = .000$), Depressive Verarbeitung (KV 2) ($p = .000$), Hedonismus (KV 3) ($p = .000$), Ablenkung und Selbstaufwertung (KV 7) ($p = .027$), Gefühlskontrolle und sozialer Rückzug (KV 8) ($p = .001$), Relativierung durch Vergleich (KV 10) ($p = .000$) und Selbstermutigung (KV 12) ($p = .023$). Das Vergleichskollektiv von Muthny wies dabei durchgehend höhere Werte auf.

Ein niedriger sozioökonomischer Status geht mit einer höheren Rate an depressiven Störungen einher (vgl. Kapitel 4.2.1). Smith 1997 und Hart 2001 unterstrichen, dass zwar nahezu jede Krankheit, v.a. aber auch die Krebserkrankungen, in niedrigeren sozialen Schichten der Bevölkerung gehäuft vorzufinden sind [Smith, 1997; Hart, 2001]. Dies stützt den in dieser Arbeit identifizierten signifikanten Unterschied bezüglich des Coping-Modus „Depressive Verarbeitung".

1979 unternahm Greer in London den ersten Versuch, unterschiedliche Krankheitsverarbeitungsstrategien in einen Zusammenhang mit dem postoperativen Outcome von 57 Brustkrebspatientinnen zu bringen. Hierzu erfasste er drei Monate nach erfolgter Mastektomie die psychische Reaktion der Patientinnen und kategorisierte vier grobe Mechanismen: aktives Verleugnen, kämpferische Einstellung, stoisches Hinnehmen und Hoffnungslosigkeit/Hilflosigkeit. Dabei stellte er fest, dass Patientinnen mit einer kämpferischen Einstellung und aktivem Verleugnen, in der Zeitspanne von fünf Jahren, nicht nur signifikant länger ohne Rezidiv, sondern auch insgesamt länger lebten. Zehn Jahre später bestätigten sich die Ergebnisse [Greer, 1979]. In unserem Kollektiv zeigte das Vergleichskollektiv (34% Brustkrebspatientinnen) statistisch signifikant höhere Werte in den „zunächst gesundheitsförderlichen" Coping-Modi „Problemanalyse und Lösungsverhalten", „Hedonismus", „Ablenkung und Selbstaufwertung", „Relativierung durch Vergleich" und „Selbstermutigung". Setzt man „Selbstermutigung/Selbstaufwertung" äquivalent mit „kämpferischer Einstellung", so scheinen die Studienergebnisse von Greer diese „positive" Strategie des FKV-102 als potenziell lebensverlängernd zu befürworten. Kontrovers dagegen scheint, dass Greers Patientinnen mit verleugnender Strategie, vermutlich äquivalent verwertbar dem Coping-Modus „Kognitive Vermeidung und Dissimulation", ein längeres Überleben zeigten. Ob die Brustkrebspatientinnen des Vergleichskollektivs durch den jeweils behandelnden Arzt aufgrund dessen etwaiger Kenntnis der Ergebnisse von Greer zu den einzelnen Verarbeitungsstrategien aktiv aufgefordert wurden, ist nicht bekannt. Dies würde selbstverständlich einen maßgeblichen Störfaktor bezüglich der vergleichenden Untersuchungen darstellen. Des Weiteren gilt anzumerken, dass in den siebziger Jahren weder die Möglichkeit zur Detektion von Hormon- und/oder HER-2-neu-Rezeptorgenität bestand, noch die Histologie axillärer Lymphknoten routinemäßig durchgeführt wurde. Die Möglichkeit, dass z.B. ungleich viele lymphknotennegative Patientinnen den Gruppen „aktives Verleugnen"/„kämpferische Einstellung" zugeordnet wurden, mag die Ergebnisse verfälscht haben. So konnte die Gruppe um Greer 1992 ihre eigenen Ergebnisse zunächst auch nicht bestätigen [Morris, 1992].

1999 entschied sich die Gruppe, unter deutlich feiner definierten Ein- und Ausschlusskriterien anhand einer größeren Anzahl von Patientinnen (n = 578; Mammakarzinom Stadium I und II Union International Contre Le Cancer (UICC)) eine verbesserte Adaptation der Pilotstudie durchzuführen. In fünf Kategorien („fighting spirit, denial, stoic acceptance, helpless/hopelessness, anxious preoccupation) wurden anhand der zuverlässigen psychometrischen Skala MAC (Mental Adjustment to Cancer) die Verarbeitungsstrategien der Krebspatientinnen evaluiert. Hier zeigte sich bei Patientinnen mit hohen „helpless/hopelessness" MAC-Werten im Zeitraum von vier bis zwölf Wochen nach Diagnosestellung ein für die nachfolgenden fünf Jahre 1,55-fach erhöhtes Rezidivrisiko. Sehr hohe Scores der „helpless/hopelessness" MAC-Skala im Zeitraum von vier bis zwölf Wochen nach Diagnosestellung wertete die Gruppe um Peer äquivalent zu einer klinisch manifesten Depression. Patientinnen dieser Gruppe zeigten ein 3,6-fach erhöhtes Letalitätsrisiko. Die weiteren kategorischen Verarbeitungsstrategien („fighting spirit, denial, stoic acceptance, anxious preoccupation") zeigten keine prognostische Relevanz. Somit konnte im Vergleich zur Pilotstudie die lebensverlängernde Eigenschaft verleugnender und kämpferischer Verarbeitungsstrategien nicht bestätigt werden. Hingegen zeigte sich nun bezüglich postdiagnostischer hoffnungsloser und hilfloser Gefühlslage ein früheres Versterben der Patientinnen.

In den darauffolgenden Jahren wurde in multiplen, großangelegten (multizentrischen), methodisch einwandfreien prospektiven Studien der Versuch unternommen, die Ergebnisse von Greer aus den Jahren 1979 und 1999 zu verifizieren. Dabei zeigte sich bei keiner Untersuchung ein statistisch relevanter Zusammenhang von Lebensqualitätsindikatoren (emotionale und physische Verfassung, psychosoziale Verfassung, Krankheitsverarbeitung) und der Prognose der Krebspatientinnen (Rezidivhäufigkeit/Letalität) [Coates, 2000; Goodwin, 2004; Efficace, 2004]. 2008 unternahm Gotay den Versuch, die Ergebnisse von Greer auf eine Gruppe von Patientinnen mit Mammakarzinom in fortgeschrittenen Stadien zu übertragen. Er konnte zeigen, dass zumindest in diesen Stadien Indikatoren der Lebensqualität prognostischen Einfluss auf die Erkrankung haben [Gotay, 2008]. Somit verbleibt maximal die Tendenz einer prognostischen Relevanz von Krankheitsverabeitungsstrategien brustkrebserkrankter Frauen, was Greer selbst im Statement zur aktuellen Studienlage einräumte [Greer, 2008].

4.3.2 Das herzchirurgische Kollektiv vs. Dialysepatienten

Auch die vergleichende Untersuchung zwischen dem eigenen herzchirurgischen Kollektiv und den dialysepflichtigen Patienten Muthnys unterlag Limitationen. So befanden sich die von der Dialysemaschine abhängigen Patienten allesamt im Endstadium ihrer Erkrankung (Niereninsuffizienz), eine etwaige Organtransplantation erwartend. Das herzchirurgische Kollektiv umfasste jedoch sowohl elektive Patienten als auch Notfallpatienten. Dabei ist nicht bekannt, seit wann und inwieweit die Patienten bereits unter ihrer Grunderkrankung zu leiden hatten.

Erwähnenswert ist das Adherence-Verhalten (im Folgenden äquivalent dem Begriff Compliance verwendet) dialysepflichtiger Patienten. Die vergleichende Untersuchung zwischen dem eigenen Patientenkollektiv und dem Vergleichskollektiv lieferte keinen statistisch signifikanten Unterschied bezüglich des Coping-Modus „Compliance-Strategien u. Arztvertrauen". Ob dadurch eine Übertragung des Compliance-Verhaltens dialysepflichtiger Patienten auf das herzchirurgische Kollektiv möglich ist, kann aufgrund der erwähnten Limitationen nur vermutet werden. 2001 untersuchten Kaveh und Kimmel das Adherence-Verhalten hämodialysepflichtiger Patienten in Washington. Als subjektive Adherence-Parameter dienten: Grad der Übereinstimmung verordneter mit tatsächlich eingenommener Medikation (z.B. Phosphatbinder); Einhaltung der verordneten Diät/Trinkzufuhr. Als objektive Parameter flossen in die Beurteilung ein: Laborwerte für BUN (in 1 Mol Harnstoff enthaltener Stickstoff), Kalium, Phosphor; Gewichtsschwankungen zwischen den Dialysetagen; Termineinhaltung/Zeitaufwand bezüglich der Hämodialyse. Die Gesamt-Adherence lag bei nur fünfzig Prozent [Kaveh, 2001; Karamanidou, 2008]. Die Studienlage hinsichtlich prognostischer Relevanz der Nonadherence, scheint nicht ausreichend belegt. Kimmel und Leggat veröffentlichten 1998 Daten, in welchen nonadherentes Verhalten mit einem früheren Ableben vergesellschaftet war [Kimmel, 1998; Leggat, 1998]. Unternimmt man, wohlwissend der Limitationen, den Versuch der Übertragung der nephrologischen Ergebnisse auf die herzchirurgischen Patienten, so lohnt sich der Blick auf eine Studie von Kovac (2002). Dieser beschrieb das Compliance-Verhalten von 79 dialysepflichtigen Patienten. Das Verhalten wurde bezüglich des patienteneigenen Vertrauens und der Zufriedenheit mit dem behandelnden Arzt weiter differenziert. Weiter wertete er das Ausmaß depressiven Verhaltens und sozialer Unterstützung. Es zeigte sich kein Zusammenhang zwischen dem Ausmaß einer depressiven Komponente und der Zufriedenheit mit dem behandelnden Arzt, wohl aber bezüglich der Termineinhaltung zur Hämodialyse und der Zufriedenheit mit dem Arzt. Dabei hielten die Patienten mit geringerem Grad an Zufriedenheit und Vertrauen signifikant seltener ihren Dialysetermin ein. Von besonderer Bedeutung war dabei der Eindruck der Patienten, sich ausreichend von ihrem behandelnden Arzt verstanden zu fühlen. Diese Ergebnisse konnten hinsichtlich des behandelnden Pflegepersonals nicht verifiziert werden [Kovac, 2002].

Die in der Literatur beschriebenen Ergebnisse bezüglich depressiver Störungen bei dialysepflichtigen Patienten sind uneinheitlich. Das Vergleichskollektiv dieser Arbeit (66% Dialysepatienten) wies höhere Werte bezüglich des Coping-Modus „Depressive Verarbeitung" gegenüber dem eigenen Kollektiv auf. Aus den Ergebnissen mehrerer Querschnittsstudien geht hervor, dass bis zu 30% der dialysepflichtigen Patienten unter einer depressiven Komponente leiden [O'Donnell, 1997; Wuerth, 2001, 2005]. Ähnliche Werte beschrieb Albus 2011 bezüglich depressiver Symptome unmittelbar nach einem kardialen Infarktereignis (ebenfalls etwa 30% der Patienten). Dabei wies er jedoch darauf hin, dass etwa 50% dieser Patienten bereits präinfarziell in ähnlichem Ausmaß unter einer depressiven Stimmung litten [Albus, 2011]. Diese kardio-depressive Interaktion scheint eine Erhöhung der Sterblichkeitsrate zu bedingen [Herrmann-Lingen, 2002, 2010 und 2011]. Ähnliche Ergebnisse bezüglich der depressiven Symptomatik als prognostischer Faktor für das Überleben von Dialysepatienten fehlen in der Literatur.

Bezüglich des Coping-Modus „Gefühlskontrolle und sozialer Rückzug" wies das Vergleichskollektiv höhere Werte auf als das eigene herzchirurgische Kollektiv. Schwerdtfeger und Friedrich-Mai zeigten 2009, dass depressive Herzpatienten in isolierten Lebensumständen eine geringere Herzratenvariabilität (HRV) aufwiesen als wenn sich diese in Interaktion mit Bekannten oder Freunden befanden [Schwerdtfeger, 2009]. Die statistische Analyse des eigenen herzchirurgischen Kollektivs scheint dem sozialen Umfeld der Herzpatienten zu geringe Bedeutung zukommen zu lassen, als dass eine geringe HRV als robuster Indikator zur Prädiktion koronarer Ereignisse und auch der Mortalität beschrieben wird [Thayer, 2007; Stein, 2008]. Bezüglich des sozialen Umfelds dialysepflichtiger Patienten konnte Daneker 2001 anhand von 55 Paaren zeigen, dass die depressive Belastung des Patienten einerseits und die des Lebenspartners andererseits in signifikantem Zusammenhang stehen. Dabei stand die Schwere der nephrologischen Erkrankung in keiner Korrelation zu dem Ausmaß der depressiven Stimmung des Lebenspartners [Daneker, 2001]. Wie wichtig der soziale Halt für Dialysepatienten ist, unterstrich Kimmel 2001 und hob dabei den bemerkenswerten Unterschied zwischen den Geschlechtern hervor. Innerhalb des eigenen herzchirurgischen Kollektivs ergaben die vergleichenden Untersuchungen keinen statistisch signifikanten Zusammenhang bezüglich der Variablen „Geschlecht" und einem der 12 Coping-Modi KV 1 – KV 12. Somit ergab sich auch kein statistisch signifikanter Zusammenhang zwischen dem „Geschlecht" und dem Coping-Modus „Gefühlskontrolle und sozialer Rückzug". Nicht untersucht wurde jedoch der Sozialstatus des Patienten und dessen Wirkung als prognostischer Faktor auf das Überleben der herzchirurgischen Patienten. Kimmel zeigte 2001, dass weibliche Dialysepatienten mit einer höheren partnerschaftlichen Zufriedenheit ein geringeres Mortalitätsrisiko aufwiesen als partnerschaftlich unzufriedene Patientinnen. Dieser signifikante Zusammenhang war für das männliche Geschlecht nicht nachweisbar [Kimmel, 2001].

4.4 Psychokardiologie – Lohnt sich die Diskussion? Ein Ausblick

Nach sorgfältiger Lektüre der Literatur ist festzustellen, dass mittlerweile, vornehmlich bezüglich affektiver Störungen – allen voran der Depression – die somatische kardiologische Medizin erfreulich hellhörig geworden ist. Diverse diagnostische Tools wurden zur Identifizierung psychosozialer Komorbiditäten herzkranker Patienten entwickelt (FKV-102, HADS, etc.). Etabliert haben sie sich im alltäglichen Behandlungskonzept kardiologischer und herzchirurgischer jedoch noch nicht [Titscher, 2010]. Sicherlich ist mit Einführung dieser Tools ein wichtiger, da unkomplizierter, kostengünstiger und dennoch sensitiver Schritt in die ganzheitliche Betrachtung kardiologischer Erkrankungen getan. Doch folgt aus der Diagnose eine große Verantwortung, soll diese nicht unnütz gewesen sein. Ein psychosomatischer Konsiliar-Liaison-Dienst in deutschen Allgemeinkliniken wird mit 10% verzeichnet und ist somit eher selten [Titscher, 2010]. So wird ein positiver HADS-Befund bedingt durch die Furcht vor dem arzteigenen Unvermögen im Umgang mit psychischen Erkrankungen selten beachtet oder der somatische Arzt besinnt sich auf das ihm Geläufigste – die Pharmakotherapie. Die Datenlage hierzu ist ernüchternd. Umfassende Studien bescheinigen der Pharmakotherapie mit Selektiven Serotonin-Reuptake-Inhibitoren (SSRI, z.b. Sertralin) und noradrenergen und spezifisch serotonergen Antidepressiva (NaS-SA, z.B. Mirtazapin) bezüglich depressiver Symptomatik nach akuten myokardialen Ischämien die gleiche Wirksamkeit wie Placebos [Glassman, 2002; Honig, 2007]. Lediglich im Fall einer schweren oder rezidivierenden depressiven Episode waren die Substanzen den Placebos überlegen [Glassman, 2006]. Bezüglich der Therapie depressiver Symptomatik herzinsuffizienter Patienten, waren die Placebos der SSRI-Therapie ebenfalls nicht unterlegen [O'Connor, 2010]. Dennoch, grundsätzlich sind SSRI aus der Therapie depressiver Symptome nicht wegzudenken. Ob und inwieweit die SSRI üblichen unerwünschten Arzneitmittelwirkungen (UAW) herzkranke Patienten besonders beeinträchtigen, ist nach derzeitigem Stand der Forschung unklar. So empfehlen führende Psychokardiologen den Einsatz dieser Substanzen zwar anzudenken, die Umsetzung jedoch in die Hände eines auf diesem Gebiet erprobten Arztes zu legen [Lederbogen, 2011]. So kann, vor dem Hintergrund der unaufhaltsamen Spezialisierungstendenz der westlichen Medizin, dem Ausruf nach fächerübergreifendem somatopsychischem Austausch nicht genug Nachdruck verliehen werden.

Bereits im Jahr 1997 erkannte Murray den erschreckenden Zuwachs psychischer Erkrankungen innerhalb der Bevölkerung von Industrienationen. Für das Jahr 2020 sah er die KHK und die unipolare Major Depression als die führenden Krankheitsentitäten in Ländern mit mittlerem oder hohem Einkommen vorher [Murray, 1997]. Die Tendenz der letzten Jahre bestätigt seine Vorhersage. Die Medizin hat darauf reagiert. Medizinische Fachbegriffe, die das Wort „Psycho" beinhalten, sind „en vogue": Psychokardiologie, Psychoonkologie, Psychogastroenterologie, Neuro-Psycho-Gastroenterologie, Psychoneurologie, Psychonephrologie, Psychogenetik, Psychopädiatrie, Psychoneuroimmunologie und viele mehr. Dabei fallen zwei Dinge unmittelbar ins Auge. Zunächst handelt es sich bei keinem der genannten Begriffe um eine zugelassene fachärztliche Weiterbildung. Die Begriffe entstanden als Resultat des erheblichen Wachstums psychischer Erkrankungen. Diese drängen förmlich in die Diagnostik und das Verständnis einst gänzlich somatisch begründeter Erkrankungen. So erfreulich die Hellhörigkeit für die psychosoziale Komponente einer Krankheit ist, so gefähr-

lich ist die Tendenz, lebensbedrohliche Situationen als „Streich der Psyche"
abzutun. Des Weiteren ist augenscheinlich, dass die Begriffe nahezu ausschließlich Verknüpfungen mit internistischen, neurologischen oder sogar nicht-
klinischen fachärztlichen Disziplinen darstellen. Dies mag daran liegen, dass das
Wort „Psychochirurgie" seit dem portugiesischen Arzt Moniz und seiner erstmals im Jahr 1935 durchgeführten Lobotomie ungern ausgesprochen wird [Tan,
2014]. Vielleicht mag es aber auch an der landläufigen Meinung liegen, dass
chirurgische Ärzte weniger Zugang zu psychischen Erkrankungen haben als ihre
internistischen Kollegen. Die vorliegende Arbeit beschäftigte sich mit dem Einfluss psychischer Variablen und Krankheitsverarbeitungsstrategien herzchirurgischer Patienten. In jedem Fall mangelt es in der Literatur am Begriff der
„Psychoherzchirurgie". Dabei wäre gerade für die Herzchirurgie als hochphysio-
logisches Fach dieser Neologismus wünschenswert, liegt doch, trotz des bemerkenswert niedrigen Operationsrisikos, das Angstniveau der Patienten überdurchschnittlich hoch. Ursächlich hierfür ist, laut dem Direktor der Klinik für Thorax-
und Herz-Gefäßchirurgie des Universitätsklinikums des Saarlandes Schäfer, dass
eben jene Disziplin „in besonderem Maße die Grenzen der menschlichen Exis-
tenz berührt" [Köllner, 2011]. So bleibt offen, wünschenswert und fast zu erwarten, dass in den kommenden Jahren auch der Suchbegriff „Psychoherzchirurgie"
im weltweiten Netz erste Treffer zeigen wird.

Literaturverzeichnis

Adler, R.-H. (2005). *Einführung in die biopsychosoziale Medizin.* Stuttgart: Schattauer.

Albus, C. (2010). Psychological and social topics in coronary heart disease. *Ann Med, 42,* 487-494.

Albus, C. (2011). Kann ein Herz vor Gram brechen? Oder: Was ist dran an der Psychokardiologie?. *Psychotherapie im Dialog, 1,* 1-1.

Albus, C. (2011). Koronare Herzkrankheit: Biopsychosoziale Aspekte zur Ätiologie und Pathogenese einer Volkskrankheit. In R.-A. Adler & W. Herzog & P. Joraschky & K. Köhle & W. Langewitz & W. Söllner & W. Wesiack (Eds.), *Psychosomatische Medizin* (pp. 875-887). München: Elsevier.

Albus, C. (2011). Krankheitsverarbeitung und Psychotherapie nach Herzinfarkt. In R.-A. Adler & W. Herzog & P. Joraschky & K. Köhle & W. Langewitz & W. Söllner & W. Wesiack (Eds.), *Psychosomatische Medizin* (pp. 887-899). München: Elsevier.

Albus, C. (2011). Psychokardiologie als Beispiel für die Integration von kognitiv-behavioralen und psychodynamischen Aspekten. *Psychotherapie im Dialog, 1,* 2-7.

Albus, C. (2014). Funktionelle Herzbeschwerden. In C. Herrmann-Lingen & C. Albus & G. Titscher (Eds.), *Psychokardiologie – Ein Praxisleitfaden für Ärzte und Psychologen* (pp. 133-147). Köln: DÄV.

Albus, C., & Herrmann-Lingen, C. (2010). Funktionelle Störungen in der Kardiologie. *Herzmedizin, 26,* 58-62.

Albus, C., & Siegrist, J. (2005). Primärprevention – Psychosoziale Aspekte. *Z Kardiol, 94,* 105-112.

Alves, T.-C., & Rays, J., & Telles, R.-M., & Junior, R.-F., & Wajngarten, M., & Romano, B.-W., & Watanabe, C., & Busatto, G.-F. (2007). Effects of antidepressant treatment on cognitive performance in elderly subjects with heart failure and comorbid major depression: an exploratory study. *Psychosomatics, 48*(1), 22-30.

Barde, B. (2003). Psychodynamische Beiträge zu Ätiologie, Verlauf und Psychotherapie der koronaren Herzkrankheit. Frankfurt am Main: VAS.

Barth, J., & Schumacher, M., & Herrmann-Lingen, C. (2004). Depression as a Risk Factor for Mortality in Patients With Coronary Heart Disease: A Meta-analysis. *Journal of Neurology, Neurosurgery & Psychiatry, 70,* 109-112.

Beeri, M.-S., & Davidson, M., & Silverman, J.-M., & Schmeidler, J., & Springer, R.-R., & Noy, S., & Goldbourt, U. (2008). Religious education and midlife observance are associated with dementia three decades later in Israeli men. *J Clin Epidemiol, 61*(11), 1161-1168.

Bennett, S.-J., & Sauve, M.-J. (2003). Cognitive deficits in patients with heart failure: a review of the literature. *Journal of Cardiovascular Nursing, 18,* 219-242.

Bennett, S.-J., & Sauve, M.-J., & Shaw, R.-M. (2005). A conceptual model of cognitive deficits in chronic heart failure. *Journal of Nursing Scholarship, 37,* 222-228.

Berntson, G.-G., & Norman, G.-J., & Hawkley, L.-C., & Cacioppo, J.-T. (2008). Spirituality and autonomic cardiac control. *Ann Behav Med, 35*(2), 198-208.

Bingen, H. (1957). Geheimnis der Liebe. Bilder von des Menschen leibhaftiger Not und Seeligkeit. Olten: Walter.

Birbaumer, N. (2003). *Biologische Psychologie.* Berlin: Springer.

Bitzer, E.-M. (2011). *BARMER GEK Report Krankenhaus 2011.* St. Augustin: Asgard.

Boer, R. (2000). Theory of porous media : highlights in historical development and current state. Berlin: Springer.

Broadbent, E., & Petrie, K.-J., & Alley, P.-G., & Booth, R.-J. (2003). Psychological stress impairs early wound repair following surgery. *Psychosom Med, 65*(5), 865-869.

Buddeberg, C. (1989). Krankheitsverarbeitung bei Patientinnen mit Brustkrebs. *Archives of Gynäkologe and Obstetrics, 245,* 1089-1090.

Burazeri, G., & Goda, A., & Kark, J.-D. (2008). Religious observance and acute coronary syndrome in predominantly Muslim Albania: a population-based case-control study in Tirana. *Ann Epidemiol, 18*(12), 937-945.

Busch, M., & Maske, U., & Ryl, L., & Schlack, R., & Hapke, U. (2013). Prävalenz von depressiven Symptomen und diagnostizierter Depression bei Erwachsenen in Deutschland: Ergebnisse der Studie zur Gesundheit Erwachsener in Deutschland (DEGS1). *Bundesgesundheitsbl, 56,* 733-739.

Buser, K. (2007). Akut und chronisch Kranke: Krankheitsbewältigung. In K. Buser & T. Schneller & K. Wildgrube (Eds.), *Kurzlehrbuch Medizinische Psychologie/Medizinische Soziologie* (pp. 221-222). München: Urban und Fischer.

Cassem, N.-H., & Hackett, T.-P. (1979). Caring for the cardiac patient. "Ego infarction" psychological reactions to a heart attack. *J Pract Nurs, 10,* 17-20.

Coates, A.-S., & Hürny, C., & Peterson, H.-F., & Bernhard, J., & Castiglione-Gertsch, M., & Gelber, R.-D., & Goldhirsch, A. (2000). Quality-of-life scores predict outcome in metastatic but not early breast cancer. International Breast Cancer Study Group. *J Clin Oncol, 18*(22), 3768-3774.

Contrada, R.-J., & Goyal, T.-M., & Cather C., & Rafalson, L., & Idler, E.-L., & Krause, T.-J. (2011). Psychosocial factors in outcomes of heart surgery: the impact of religious involvement and depressive symptoms. *Health Psychology, 23*(3), 227-238.

D´Zurilla, T.-J. & Chang, E.-C. (1995). The Relations Between Social Problem Solving and Coping. *Cognition And Therapy Research, 19,* 547-562.

D´Zurilla, T.-J. & Goldfried, M.-R. (1971). Problem Solving And Behavior Modification. *Journal Of Abnormal Psychology, 78,* 107-126.

Daneker, B., & Kimmel, P.-L., & Ranich T., & Peterson, R.-A. (2001). Depression and marital dissatisfaction in patients with end-stage renal disease and in their spouses. *Am J Kidney Dis, 38*(4), 839-846.

Davison, G.-C. (2002). *Klinische Psychologie.* Weinheim: Beltz.

DelVecchio-Good, M.-J. (1982). Toward a Meaning Centered Analysis of Popular Illness Categories: "Fright Illness" and "Heart Distress" in Iran. In A.-J. Marsella & G.-M. White (Eds.), *Cultural Conceptions of Mental Health and Therapy* (p. 151). Dordrecht: Reidel.

Denollet, J. (1996). Personality as independent predictor of long-term mortality in patients with coronary heart disease. *Lancet, 347,* 417-421.

Dickson, V.-V., & Tkacs, N., & Riegel B. (2007). Cognitive influences on self-care decision making in persons with heart failure. *Am Heart J, 154*(3), 424-431.

Dilling, H. (2011). F3 Affektive Störungen. In H. Dilling (Ed.), *Internationale Klassifikation psychischer Störungen* (pp. 105-118). Bern: Hans Huber.

Dilling, H. (2011). Somatoforme Störungen. In H. Dilling (Ed.), *Internationale Klassifikation psychischer Störungen* (pp. 133-134). Bern: Hans Huber.

DIPF – Autorengruppe Bildungsberichterstattung (2014). Bildung in Deutschland 2014. Ein indikatorengestützter Bericht mit einer Analyse zur Bildung von Menschen mit Behinderungen. Bielefeld: W. Bertelsmann.

Donohue, D., & Movahed, M.-R. (2005). Clinical characteristics, demographics and prognosis of transient left ventricular apical ballooning syndrome. *Heart Fail Rev, 10*, 311-316.

Dote, K. (1991). Myocardial stunning due to simultaneous multivessel coronary spasms: a review of 5 cases. *J Cardiol, 21*, 203-214.

Dunbar, H.-F. (1943). Coronary occlusion: dynamic formulation. In H.-F. Dunbar & P.-B. Hoebner (Eds.), *Psychosomatic Disorders* (pp. 307-320). New York: Inc..

Efficace, F., & Biganzoli, L., & Piccart, M., & Coens, C., & Van Steen, K., & Cufer, T., & Coleman, R.-E., & Calvert, H.-A., & Gamucci, T., & Twelves, C., & Fargeot, P., & Bottomley, A. (2004). Baseline health-related quality-of-life data as prognostic factors in a phase III multicentre study of women with metastatic breast cancer. *Eur J Cancer, 40*(7), 1021-1030.

Engel, G.-L. (1971). Sudden and rapid death during psychological stress. Folklore or folk wisdom?. *Ann Intern Med, 74*, 771-782.

Engel, G.-L. (1976). Editorial: Psychologic factors in instantaneous cardiac death. *N Engl J Med, 294*(12), 664-665.

Feinstein, M., & Liu, K., & Ning, H., & Fitchett, G., & Lloyd-Jones, D.-M. (2010). Burden of cardiovascular risk factors, subclinical atherosclerosis, and incident cardiovascular events across dimensions of religiosity: The multi-ethnic study of atherosclerosis. *Circulation, 121*(5), 659-666.

Friedman, M. (1975). *Der A-Typ und der B-Typ*. Hamburg: Rowolth.

Gander, H.-H. (2010). Verdoppelung der Stimme – Zur Funktion des Zitats als Autoritätsgewinn. In J. Jacob & M. Mayer (Eds.), *Im Namen des anderen – Die Ethik des Zitierens* (pp. 19-31). Paderborn: Fink.

Gansera, L.-S. (2012). Klappenchirurgie. In M.-A. Solf & L.-S. Gansera (Eds.), *Basics – Herzchirurgie* (pp. 38-41). München: Urban und Fischer.

Gansera, L.-S. (2012). Minimal-invasive Herzchirurgie, Bypassoperation. In M.-A. Solf & L.-S. Gansera (Eds.), *Basics – Herzchirurgie* (pp. 36-37). München: Urban und Fischer.

Gillum, R.-F., & Ingram, D.-D. (2006). Frequency of attendance at religious services, hypertension, and blood pressure: the Third National Health and Nutrition Examination Survey. *Psychosom Med, 68*(3), 382-385.

Glassman, A.-H., & Bigger, J.-T., & Gaffney, M., & Shapiro, P.-A., & Swenson, J.-R. (2006). Onset of major depression associated with acute coronary syndromes: relationship of onset, major depressive disorder history, and episode severity to sertraline benefit. *Arch Gen Psychiatry, 63*, 283-288.

Glassman, A.-H., & O'Connor, C.-M., & Califf, R.-M., & Swedberg, P., & Schwartz, P., & Bigger, J.-T., & Krishnan, K.-R., & Van Zyl, L.-T., & Swenson, J.-R., & Finkel, M.-S., & Landau, C., & Shapiro, P.-A., & Pepine, C.-J., & Mardekian, J., & Harrison, W.-M., & Barton, D., & McIvor, M. (2002). Sertraline treatment of major depression in patients with acute MI or unstable angina. *JAMA, 69*, 606-613.

Goldbourt, U., & Yaari, S., & Medalie J.H. (1993). Factors predictive of long-term coronary heart disease mortality among 10,059 male Israeli civil servants and municipal employees. A 23-year mortality follow-up in the Israeli Ischemic Heart Disease Study. *Cardiology*, 82(2-3), 100-121.

Goodwin, J.-S., & Zhang, D.-D., & Ostir, G.-V. (2004). Effect of depression on diagnosis, treatment, and survival of older women with breast cancer. *J Am Geriatr Soc, 52*(1), 106-111.

Gotay, C.-C., & Kawamoto, C.-T., & Bottomley A., & Efficace, F. (2008). The prognostic significance of patient-reported outcomes in cancer clinical trials. *J Clin Oncol, 26*(8), 1355-1363.

Greer, S. (2008). CBT for emotional distress of people with cancer: Some personal observations. *Psycho-Oncology, 17*(2), 170-173.

Hart, C.-L., & Hole, D.-J., & Gillis, C.-R., & Smith, G.-D., & Watt, G.-C., & Hawthorne, V.-M. (2001). Social class differences in lung cancer mortality: risk factor explanations using two Scottish cohort studies. *Int J Epidemiol, 30(2), 268-274.*

Heim, E. (1986). Krankheitsauslösung – Krankheitsverarbeitung. In E. Heim & J. Willi (Eds.), *Psychosoziale Medizin – Gesundheit und Krankheit aus bio-psycho-sozialer Sicht* (pp. 343-390). Berlin: Springer Verlag.

Herold, G. (2012). Koronare Herzerkrankung. In G. Herold (Ed.), *Innere Medizin* (pp. 232-245). Köln: Dr. Gerd Herold.

Herold, G. (2013). Aortenklappeninsuffizienz. In G. Herold (Ed.), *Innere Medizin* (pp. 173-175). Köln: Dr. Gerd Herold.

Herold, G. (2013). Aortenklappenstenose. In G. Herold (Ed.), *Innere Medizin* (pp. 170-173). Köln: Dr. Gerd Herold.

Herold, G. (2013). Herzinsuffizienz. In G. Herold (Ed.), *Innere Medizin* (pp. 208-216). Köln: Dr. Gerd Herold.

Herold, G. (2013). Mitralklappeninsuffizienz. In G. Herold (Ed.), *Innere Medizin* (pp. 165-168). Köln: Dr. Gerd Herold.

Herold, G. (2013). Mitralklappenstenose. In G. Herold (Ed.), *Innere Medizin* (pp. 162-165). Köln: Dr. Gerd Herold.

Herrmann-Lingen, C. (2002). Angst und Depressivität im Verlauf der koronaren Herzkrankheit. Frankfurt: VAS.

Herrmann-Lingen, C. (2011). Hospital Anxiety and Depression Scale – Deutsche Version (HADS-D) (3., aktualisierte und neu normierte Auflage). Bern: Hans Huber.

Herrmann-Lingen, C. (2014). Psychosomatische Grundversorgung. In C. Herrmann-Lingen & C. Albus & G. Titscher (Eds.), *Psychokardiologie – Ein Praxisleitfaden für Ärzte und Psychologen* (pp. 240-249). Köln: DÄV.

Herrmann-Lingen, C., & Meinertz, T. (2010). Psychosomatik der koronaren Herzkrankheit. *Internist, 51*, 826-835.

Herzog, T. (2002). Praxisleitlinien für die Konsiliar- und Liaisonversorgung in der Psychosomatischen und psychotherapeutischen Medizin. Stuttgart: Schattauer.

Honig, A., & Kuyper, A.-M., & Schene, A.-H., & Van Melle, J.-P., & De Jonge, P., & Tulner, D.-M., & Schins, A., & Crijns, H.-J., & Kuijpers, P.-M., & Vossen, H., & Lousberg, R., & Ormel, J. (2007). Treatment of post-myocardial infarction depressive disorder: a randomized, placebo-controlled trial with mirtazapine. *Psychosom Med, 69*(7), 606-613.

Horne, B.-D., & May, H.-T., & Anderson, J.-L., & Kfoury, A.-G., & Bailey, B.-M., & McClure, B.-S., & Renlund, D.-G., & Lappe, D.-L., & Carlquist, J.-F., & Fisher, P.-W., & Perason, R.-R., & Bair, T.-L., & Adams, T.D., & Muhlestein, J.-B. (2008). Intermountain Heart Collaborative Study. Usefulness of routine periodic fasting to lower risk of coronary artery disease in patients undergoing coronary angiography. *Am J Cardiol, 102*(7), 814-819.

Ikedo, F., & Gangahar, D.-M., & Quader, M.-A., & Smith, L.-M. (2007). The effects of prayer, relaxation technique during general anesthesia on recovery outcomes following cardiac surgery. *Complement Ther Clin Pract, 13*(2), 85-94.

Ironson, G., & Stuetzle, R., & Ironson D., & Balbin, E., & Kremer, H., & George, A. (2011). View of God as benevolent and forgiving or punishing and judgmental predicts HIV disease progression. *J Behav Med, 34*(6), 414-425.

Janssen, P.-L. (2009). *Psychotherapeutische Medizin.* Stuttgart: Schattauer.

Kaluza, G. (2003). Stress. In M. Jerusalem (Ed.), *Psychologische Gesundheitsförderung – Diagnostik und Prävention* (pp. 339-361). Göttingen: Hogrefe.

Karamanidou, C., & Clatworthy, J., & Weinman, J., & Horne, R. (2008). A systematic review of the prevalence and determinants of nonadherence to phosphate binding medication in patients with end-stage renal disease. *BMC Nephrol, 9,* 2-2.

Kast, V. (2006). Zeit der Trauer: Phasen und Chancen des psychischen Prozesses. Stuttgart: Kreuz.

Kaveh, K., & Kimmel, P.-L. (2001). Compliance in hemodialysis patients: multidimensional measures in search of a gold standard. *Am J Kidney Dis, 37*(2), 244-266.

Kiecolt-Glaser, J.-K., & Loving, T.-J., & Stowell, J.-R., & Malarkey, W.-B., & Lemeshow, S., & Dickinson, S.-L., & Glaser, R. (2005). Hostile marital interactions, proinflammatory cytokine production, and wound healing. *Arch Gen Psychiatry, 62*(12), 1377-1384.

Kimmel, P.-L., & Peterson, R.-A., & Weihs, K.-L., & Simmens, S.-J., & Alleyne, S., & Cruz, I., & Veis, J.-H. (1998). Psychosocial factors, behavioral compliance and survival in urban hemodialysis patients. *Kidney Int, 54*(1), 245-254.

Kimmel, P.-L., & Peterson, R.-A., & Weihs, K.-L., & Simmens, S.-J., & Alleyne, S., & Cruz, I., & Veis, J.-H. (2000). Multiple measurements of depression predict mortality in a longitudinal study of chronic hemodialysis outpatients. *Kidney Int, 57*(5), 2093-2098.

Klose, M., & Jacobi, F. (2004). Can gender differences in the prevalence of mental disorders be explained by sociodemographic factors?. *Arch Womens Ment Health, 7*(2), 133-148.

Koch, U. (1982). *Betreuung von Schwer- und Todkranken.* München: Urban und Fischer.

Köllner, V. (2011). „Als Herzchirurg kann man anderen Menschen auf eine elementare Weise helfen…". *Psychotherapie im Dialog, 1*, 77-79.

Köllner, V., & Kindermann, I., & Berg, G. (2007). Angststörungen und funktionelle somatische Syndrome in der Kardiologie. *DMW, 132*, 2513-2525.

Kovac, J.-A., & Patel, S.-S. (2002). Patient satisfaction with care and behavioural compliance in end-stage renal disease patients treated with haemodialysis. *American Journal of Kidney Diseases, 39*, 1236-1244.

Kübler-Ross, E. (1971). *Interviews mit Sterbenden.* Stuttgart: Kreuz.

Ladwig, K.-H, & Lederbogen, F., & Albus, C., & Angermann, C., & Borggrefe, M., & Fischer, D., & Fritzsche, K., & Haass, M., & Jordan, J., & Jünger, J., & Kindermann, I., & Köllner, V., & Kuhn, B., & Scherer, M., & Seyfarth, M., & Völler, H., & Waller, C., & Herrmann-Lingen, C. (2008). Positionspapier zur Bedeutung von psychosozialen Faktoren in der Kardiologie. *Kardiologie, 2*, 274-287.

Lampert, T. (2005). Schichtspezifische Unterschiede im Gesundheitszustand und Gesundheitsverhalten. Berlin: Berliner Zentrum Public Health.

Lampert, T. (2010). Tabakkonsum, sportliche Inaktivität und Adipositas: Assoziationen mit dem sozialen Status. *Dtsch Arztebl Int, 107*(1-2), 1-7.

Lampert, T. (2013). Gesundheitliche Ungleichheit. In Statistisches Bundesamt (Destatis) & Wissenschaftszentrum Berlin für Sozialforschung (WZB) & Zentrales Datenmanagement (Eds.), *Datenreport 2013. Ein Sozialbericht für die Bundesrepublik Deutschland* (pp. 259-271). Bonn: Bundeszentrale für politische Bildung.

Lazarus, R.-S. (1974). *Stress, Appraisal, and Coping.* New York: Springer Publishing Company.

Leggat, J.-E., & Orzol, S.-M., & Hulbert-Shearon, T.-E., & Golper, T.-A., & Jones, C.-A., & Held, P.-J., & Port, F.-K. (1998). Noncompliance in hemodialysis: predictors and survival analysis. *Am J Kidney Dis, 32*(1), 139-145.

Lucchese, F.-A., & Koenig, H.-G. (2013). Religion, spirituality and cardiovascular disease: research, clinical implications, and opportunities in Brazil. *Rev Bras Cir Cardiovasc, 28*(1), 103-128.

Luther, M. (2003). Apostelgeschichte 4, 32. In B. Schorsy (Ed.), *Thompson Studienbibel* (p. 1482). Holzgerlingen: Hänssler.

Marucha, P.-T., & Kiecolt-Glaser, J.-K., & Favagehi, M. (1998). Mucosal wound healing is impaired by examination stress. *Psychosom Med, 60*(3), 362-365.

Mauz, E., & Jacobi, F. (2008). Psychische Störungen und soziale Ungleichheit im Geburtskohortenvergleich. *Arch Psychiatrische Praxis, 35*(7), 343-352.

McEwen, B. (2004). *The end of stress as we know it.* Washington DC: Joseph Henry Press.

Mesk, J. (1913). Antiochos und Stratonike. *Rhein. Mus., 68*, 376.

Mohr, F., & Morice, M.-C., & Kappetein, A.-P., & Feldmann, T.-E., & Stahle, E., & Colombo, A., & Mack, M.-J., & Holmes, D.-R., & Morel, M.-A., & Van Dyck, N., & Houle, V.-M., & Dawkins, K.-D., & Serruys, P.-W. (2013). Coronary artery bay-pass graft surgery versus percutaneous coronary intervention in patients with three-vessel disease and left main coronary disease: 5-year follow-up of the randomized, clinical SYNTAX trial. *The Lancet, 381*, 629-638.

Mori, H., & Ishikawa, S., & Kojima, S., & Hayashi, J., & Watanabe, Y., & Hoffman, J.-I., & Okino, H. (1993). Increased responsiveness of left ventricular apical myocardium to adrenergic stimuli. *Cardiovasc Res, 27*, 192-198.

Morris, T.-A., & Pettingale, K.-W., & Hybittler, J. (1992). Psychological response to cancer diagnosis and disease outcome in patients with breast cancer and lymphoma. *Psycho-Oncol, 1*, 105-114.

Murray, C.-J., & Lopez, A.-D. (1997). Alternative projections of mortality and disability by cause 1990-2020: Global Burden of Disease Study. *Lancet, 349*, 1498-504.

Muthny, F.-A. (1989). Freiburger Fragebogen zur Krankheitsverarbeitung – FKV Manual. Weinheim: Beltz Test.

Nonnemaker, J., & McNeely, C.-A., & Blum, R.-W. (2006). Public and private domains of religiosity and adolescent smoking transitions. *Soc Sci Med, 62*(12), 3084-3095.

O'Connor, C.-M., & Jiang, W., & Kuchibhatla, M., & Silva, S.-G., & Cuffe, M.-S., & Callwood, D.-D., & Zakhary, B., & Stough, W.-G., & Arias, R.-M., & Rivelli, S.-K., & Krishnan, R. (2010). Safety and efficacy of sertraline for depression in patients with heart failure: results of the SADHART-CHF (Sertraline Against Depression and Heart Disease in Chronic Heart Failure) trial. *J Am Coll Cardiol, 56*(9), 692-699.

O'Donnell, K., & Chung, J.-Y. (1997). The diagnosis of major depression in end-stage renal disease. *Psychother Psychosom, 66*(1), 38-43.

Oxman, T.-E., & Freeman, D.-H., & Manheimer, E.-D. (1995). Lack of social participation or religious strength and comfort as risk factors for death after cardiac surgery in the elderly. *Psychosom Med, 57*(1), 5-15.

Parsons, T. (1951). *The social system*. London: Routledge & Paul.

Paul-Labrador, M., & Polk, D., & Dwyer, J.-H., & Velasquez, I., & Nidich, S., & Rainforth, M., & Schneider, R., & Merz, C.-N. (2006). Effects of a randomized controlled trial of transcendental meditation on components of the metabolic syndrome in subjects with coronary heart disease. *Arch Intern Med, 166*(11), 1218-1224.

Pereira, D.-B., & Christian, L.-M., & Patidar, S., & Bishop, M.-M., & Dodd, S.-M., & Athanason, R., & Wingard, J.-R., & Reddy, V.-S. (2010). Spiritual absence and 1-year mortality after hematopoietic stem cell transplant. *Biol Blood Marrow Transplant, 16*(8), 1171-1179.

Qiu, C., & Winblad, B., & Marengoni, A., & Klarin, I., & Fastbom, J., & Fratiglioni, L. (2006). Heart failure and risk factors of dementia and Alzheimer's disease: a population-based cohort study. *Arch Intern Med, 166*, 1003-1008.

Ragland, D.-R., & Brand, R.-J. (1988). Coronary heart disease mortality in the Western Collaborative Group Study. Follow-up experience of 22 years. *Am J Epidemiol, 127*, 462-475.

Richter, H.-E. (1973). *Herzneurose*. Stuttgart: Thieme.

Rosanowski, C. (2001). Herzneurose. *Herz, 26*, 563-567.

Rozanski, A. (1999). Impact of psychological factors on the pathogenesis of cardiovascular disease and implications for therapy. *Circulation, 99*, 2192-2217.

Rozanski, A. (2005). The epidemiology, pathophysiology, and management of psychosocial risk factors in cardiac practice. *J Am Coll Cardiol, 45*, 637-651.

Rugulies, R. (2002). *Soziologische Aspekte der Entstehung und des Verlaufs der koronaren Herzkrankheit*. Frankfurt am Main: VAS.

Rullière, R. (1980). Die Kardiologie bis zum Ende des 18. Jahrhunderts. In J.-C. Sournia (Eds.), *Illustrierte Geschichte der Medizin* (pp. 1075-1123). Salzburg: Andreas.

Schanz, M., & Diebels, S. (2003). A comparative study of Biot's theory for wave problems. *Acta Mechanica, 161*(3-4), 213-235.

Scheibler, F. (2004). Shared Decision-Making: Von der Compliance zur partnerschaftlichen Entscheidungsfindung. Bern: Hans Huber.

Schnall, E., & Wassertheil-Smoller, S., & Swencionis, C., & Zemon, V., & Tinker, L., & O'Sullivan, M.-J. (2010). The relationship between religion and cardiovascular outcomes and all-cause mortality in the Women's Health Initiative Observational Study. *Psychol Health, 25*(2), 249-263.

Schneider, B. (2006). Tako- Tsubo- Kardiomyopathie – was steckt dahinter?. *Kardiologie up2date, 2*, 131-136.

Smith, G.-D., & Hart, C., & Blane, D., & Gillis, C., & Hawthorne, V. (1997). Lifetime socioeconomic position and mortality: prospective observational study. *BMJ, 314*(7080), 547-552.

Söhne Mannheims (2000). *Zion.* Berlin: Universal Music.

Spes, C. (2006). Recurrent tako-tsubo-like left ventricular dysfunction (apical ballooning) in a patient with pheochromocytoma – a case report. Clin Res Cardiol, *95*, 307-311.

Stein, K.-M. (2008). Noninvasive risk stratification for sudden death: signal-averaged electrocardiography, nonsustained ventricular tachycardia, heart rate variability, baroreflex sensitivity, and QRS duration. *Prog Cardiovasc Dis, 51*, 106-117.

Strandberg, T.-E., & Pitkala, K.-H., & Tilvis, R.-S. (2009). Predictors of mortality in home-dwelling patients with cardiovascular disease aged 75 and older. *Journal of American Geriatric Society, 57*, 279-284.

Ströhle, A., & Kellner, M., & Holsboer, F., & Wiedemann, K. (2001). Anxiolytic activity of atrial natriuretic peptide in patients with panic disorder. *Am J Psychiatry, 158*, 1514-1516.

Stroobant, N., & Vingerhoets, G. (2008). Depression, anxiety, and neuropsychological performance in coronary artery bypass graft patients: a follow-up study. *Psychosomatics, 49*(4), 326-331.

Sykes, D.-H., & Haertel, U., & Gostautas, A., & Evans, A.-E. (1992). The Framingham Type A behaviour pattern and coronary heart disease in three countries: a cross-cultural comparison. *Int J Epidemiol, 21*, 1081-1089.

Tan, S.-Y., & Yip, A. (2014). António Egas Moniz (1874-1955): Lobotomy pioneer and Nobel laureate. *Singapore Med J, 55*(4), 175-176.

Taylor, G., & McNeill, A., & Girling, A., & Farley, A., & Lindson-Hawley, N., & Aveyard, P. (2014). Change in mental health after smoking cessation: systematic review and meta-analysis. *BMJ, 348*, 1151-1151.

Thayer, J.-F., & Lane, R.-D. (2007). The role of vagal Function in the risk for cardiovascular disease and mortality. *Biol Psychol, 74*, 224-242.

Titscher, G. (2011). Praxisfelder in der Psychokardiologie. *Psychotherapie im Dialog, 1*, 8-12.

Titscher, G., & Schöppl, C., & Gaul, G. (2010). Aufgaben und Möglichkeiten integrierter psychokardiologischer Versorgung. *J Kardiol, 17*, 36-42.

Vahanian, A. (2007). Guidelines on the management of valvular heart disease. *European Heart Journal, 28*, 230-268.

Van der Valk, J.-M., & Groen, J.-J. (1967). Personality structure and conflict situation in patients with myocardial infarction. *J Psychosom Res, 11*, 41-46.

Van der Waal, M.-H., & Jaarsma, T. (2005). Non-compliance in patients with heart failure; how can we manage it?. *European Journal of heart failure, 7*, 5-17.

Vogels, R.-L., & Scheltens, P., & Schroeder-Tanka, J.-M., & Weinstein, H.-C. (2013). Cognitive impairment in heart failure: a systematic review of the literature. *Eur J Heart Fail, 9*(5), 440-449.

Watson, M., & Haviland, J.-S., & Greer, S., & Davidson, J., & Bliss, J.-M. (1999). Influence of psychological response on survival in breast cancer: a population-based cohort study. *Lancet, 354*(9187), 1331-1336.

Wittchen, H.-U. (1997). SKID-I Strukturiertes klinisches Interview für DSM-IV. Achse I: Psychische Störungen. Göttingen: Hogrefe.

Wuerth, D., & Finkelstein, S.-H., & Ciarcia J., & Peterson, R., & Kliger, A.-S., & Finkelstein, F.-O. (2001). Identification and treatment of depression in a cohort of patients maintained on chronic peritoneal dialysis. *Am J Kidney Dis, 37*(5), 1011-1017.

Wuerth, D., & Finkelstein, S.-H., & Finkelstein F.-O. (2005). The identification and treatment of depression in patients maintained on dialysis. *Semin Dial, 18*(2), 142-146.

Yeager, D., & Glei, D.-A., & Au, M., & Lin, H.-S., & Sloan, R.-P., & Weinstein, M. (2006). Religious involvement and health outcomes among older persons in Taiwan. *Soc Sci Med, 63*(8), 2228-2241.

Yusuf, S., & Hawken, S., & Ounpuu, S., & Dans, T., & Avezum, A., & Lanas, F., & McQueen, M., & Budaj, A., & Pais, P., & Varigos, J., & Lisheng, L. (2004). Effect of potentially modifiable risk factors associated with myocardial infarction in 52 countries (the INTERHEART study): case-control study. *Lancet, 364*(9438), 937-952.

Zigmond, A.-S. & Snaith, R.-P. (1983). The hospital anxiety and depression scale. *Acta Psychiatr Scand, 67*(6), 361-370.

Printed in the United States
By Bookmasters